CONSULTA REMOTA

NOTA

A medicina é uma ciência em constante evolução. À medida que novas pesquisas e a experiência clínica ampliam o nosso conhecimento, são necessárias modificações no tratamento e na farmacoterapia. Os autores desta obra consultaram as fontes consideradas confiáveis, em um esforço para oferecer informações completas e, geralmente, de acordo com os padrões aceitos à época da publicação. Entretanto, tendo em vista a possibilidade de falha humana ou de alterações nas ciências médicas, os leitores devem confirmar estas informações com outras fontes. Por exemplo, e em particular, os leitores são aconselhados a conferir a bula de qualquer medicamento que pretendam administrar, para se certificar de que a informação contida neste livro está correta e de que não houve alteração na dose recomendada nem nas contraindicações para o seu uso. Essa recomendação é particularmente importante em relação a medicamentos novos ou raramente usados.

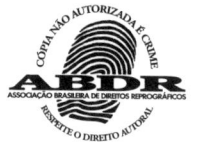 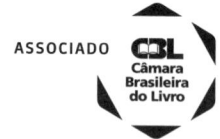

C758 Consulta remota : fundamentos e prática / Organizadores, Carlos André Aita Schmitz... [et al.]. – Porto Alegre : Artmed, 2021.
xvi, 112 p. ; 23 cm.

ISBN 978-65-5882-002-4

1. Medicina. 2. Consulta remota. 3. Telemedicina. I. Schmitz, Carlos André Aita.

CDU 616-07

Catalogação na publicação: Karin Lorien Menoncin – CRB10/2147

CONSULTA REMOTA
FUNDAMENTOS E PRÁTICA

Carlos André Aita Schmitz
Marcelo Rodrigues Gonçalves
Roberto Nunes Umpierre
Cynthia Goulart Molina-Bastos
Manuela Martins Costa
Rodolfo Souza da Silva
(Orgs.)

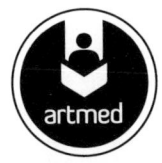

Porto Alegre
2021

© Grupo A Educação S.A., 2021.

Gerente editorial: *Letícia Bispo de Lima*

Colaboraram nesta edição

Coordenadora editorial: *Cláudia Bittencourt*

Concepção da capa: *Marcelo Rodrigues Gonçalves*

Arte da capa: *Maurício Rodrigues Gonçalves*

Finalização da capa: *Kaéle Finalizando Ideias*

Preparação de originais: *Heloísa Stefan*

Leitura final: *Camila Wisnieski Heck*

Projeto gráfico e editoração: *TIPOS – Design editorial e fotografia*

Reservados todos os direitos de publicação ao GRUPO A EDUCAÇÃO S.A.
(Artmed é um selo editorial do GRUPO A EDUCAÇÃO S.A.)
Av. Jerônimo de Ornelas, 670 – Santana
90040-340 – Porto Alegre – RS
Fone: (51) 3027-7000 Fax: (51) 3027-7070

SÃO PAULO
Rua Doutor Cesário Mota Jr., 63 – Vila Buarque
01221-020 – São Paulo – SP
Fone: (11) 3221-9033

SAC 0800 703-3444 – www.grupoa.com.br

É proibida a duplicação ou reprodução deste volume, no todo ou em parte, sob quaisquer formas ou por quaisquer meios (eletrônico, mecânico, gravação, fotocópia, distribuição na Web e outros), sem permissão expressa da Editora.

IMPRESSO NO BRASIL
PRINTED IN BRAZIL

AUTORES

ORGANIZADORES SENIORES

Carlos André Aita Schmitz. Médico de família e comunidade. Professor adjunto do Departamento de Saúde Coletiva da Escola de Enfermagem da Universidade Federal do Rio Grande do Sul (UFRGS). Preceptor do Programa de Residência Médica em Medicina de Família e Comunidade do Hospital de Clínicas de Porto Alegre (HCPA). Coordenador de Tecnologia da Informação do Núcleo de Telessaúde do Rio Grande do Sul (TelessaúdeRS-UFRGS). Especialista em Saúde Pública/Sanitarista pela Escola de Saúde Pública-RS. Mestre em Geomática pela Universidade Federal de Santa Maria. Doutor em Epidemiologia pela UFRGS.

Marcelo Rodrigues Gonçalves. Médico de família e comunidade. Professor adjunto do Departamento de Medicina Social da Faculdade de Medicina da UFRGS. Preceptor do Programa de Residência Médica em Medicina de Família e Comunidade do HCPA. Professor permanente do Programa de Pós-graduação em Epidemiologia da UFRGS. Vice-coordenador do TelessaúdeRS-UFRGS. Preceptor no projeto APS Virtual do TelessaúdeRS-UFRGS. Mestre e Doutor em Epidemiologia pela UFRGS.

Roberto Nunes Umpierre. Médico de família e comunidade. Professor do Departamento de Medicina Social da UFRGS. Coordenador geral do TelessaúdeRS-UFRGS. Preceptor do Programa de Residência Médica em Medicina de Família e Comunidade do HCPA, chefe do Serviço de Ambulatório e membro do Núcleo Interinstitucional de Bioética do HCPA. Preceptor no projeto APS Virtual do TelessaúdeRS-UFRGS. Especialista em Saúde Pública e Mestre em Epidemiologia – Avaliação de Tecnologias em Saúde pela UFRGS.

ORGANIZADORES JUNIORES

Cynthia Goulart Molina-Bastos. Médica de família e comunidade. Diretora do Centro Estadual de Vigilância em Saúde do Rio Grande do Sul. Teleconsultora do TelessaúdeRS-UFRGS. Preceptora no projeto APS Virtual do TelessaúdeRS--UFRGS. Especialista em Acupuntura pelo Centro de Estudos de Acupuntura do Rio Grande do Sul. Especializanda em Cuidados Paliativos no Instituto Paliar. Mestra e doutoranda em Epidemiologia na UFRGS.

Manuela Martins Costa. Médica dermatologista. Teleconsultora do TelessaúdeRS-UFRGS. Especialista em Saúde da Família pela Universidade Aberta do Sistema Único de Saúde/Universidade Federal de Ciências da Saúde de Porto Alegre (UFCSPA). Especialista em Dermatologia pelo HCPA e titulada pela Sociedade Brasileira de Dermatologia. Mestranda em Epidemiologia na UFRGS.

Rodolfo Souza da Silva. Médico de família e comunidade. Coordenador executivo do TelessaúdeRS-UFRGS. Preceptor no projeto APS Virtual do TelessaúdeRS-UFRGS. Especialista em Saúde da Família pela Universidade Aberta do Sistema Único de Saúde/UFCSPA. Mestre em Epidemiologia pela UFRGS.

Laura Ferraz dos Santos. Enfermeira. Teleconsultora do TelessaúdeRS--UFRGS. Especialista em Saúde da Família pela Universidade Regional do Noroeste do Estado do Rio Grande do Sul. Especialista em Enfermagem Obstétrica e Enfermagem em Estomaterapia pela Universidade do Vale do Rio dos Sinos. Mestranda em Avaliação e Produção de Tecnologias para o SUS no Grupo Hospitalar Conceição.

Marcos Vinícius Ambrosini Mendonça. Médico de família e comunidade. Teleconsultor do TelessaúdeRS-UFRGS. Médico da equipe de Telemedicina da Unimed Federação/RS. Especialista em Medicina de Família e Comunidade e em Administração em Saúde pelo HCPA.

Otávio Pereira D'Avila. Cirurgião-dentista. Professor do Departamento de Odontologia Social e Preventiva da Faculdade de Odontologia da Universidade Federal de Pelotas (UFPel). Especialista em Saúde Pública pela UFPel. Mestre e Doutor em Odontologia – Saúde Bucal Coletiva pela UFRGS.

Vinicius Coelho Carrard. Cirurgião-dentista. Professor do Departamento de Odontologia Conservadora da Faculdade de Odontologia da UFRGS. Colaborador do TelessaúdeRS-UFRGS. Membro da Unidade de Estomatologia do HCPA e preceptor do Programa de Residência Integrada em Saúde Bucal/Estomatologia da Faculdade de Odontologia-UFRGS. Membro do Comitê de Ética da UFRGS. Mestre e Doutor em Odontologia/Patologia Bucal pela UFRGS.

AGRADECIMENTOS

Os organizadores e autores agradecem o apoio das seguintes pessoas, sem o qual o desenvolvimento desta obra não seria possível: Agnes Nogueira Gossenheimer, Ana Célia da Silva Siqueira, Charleni Inês Scherer, Diane Moreira do Nascimento, Konrad Guterres Soares, Maria Aparecida Ferreira de Mello, Natan Katz, Luis Henrique da Silveira Mauch, Pablo de Lannoy Stürmer, Roberto Schneiders, Sotero Serrate Mengue, Thiago Frank. Também não podemos deixar de agradecer a Angélica Dias Pinheiro, pela cuidadosa revisão, e a Geise Ribeiro da Silva, pela normalização, bem como ao Luiz Felipe Telles, pela adaptação da Figura 3.1.

E, em especial, ao TelessaúdeRS-UFRGS e a todos e todas que por ele dedicaram seu trabalho ao longo dos seus 15 anos de existência, completos em 2020, sem os quais este livro não teria sido possível!

APRESENTAÇÃO

A telessaúde não é uma proposta nova, já que há relatos de sua utilização desde a descoberta da telefonia no final do século XIX, mas vem se consolidando nos âmbitos nacional e internacional e determinando a quebra de paradigmas nos sistemas de saúde. Em países desenvolvidos já há organizações em que os atendimentos remotos superam, quantitativamente, os presenciais.

A emergência de uma pandemia faz com que os processos históricos avancem rapidamente, porque o seu tempo não é um tempo normal. É o que vem ocorrendo com os processos de transformação digital em função da covid-19, dentre eles o crescimento exponencial da telessaúde. Nessa hora, o princípio da realidade impõe-se de forma contundente à lentidão dos processos de normatização legislativa e de regulação corporativa, como vem ocorrendo. Como consequência, um legado inquestionável da pandemia que experimentamos será a consolidação da telessaúde em suas diversas manifestações.

A proeminência da telessaúde tem a ver com uma mudança no modelo de gestão que se expressa em uma transição imprescindível de um sistema fragmentado para um sistema integrado, o que convoca uma governança em rede. A opção do sistema único de saúde (SUS) pela estruturação de redes de atenção à saúde tem a telessaúde como um componente de seus sistemas de apoio.

Há que se ressaltar que as profundas mudanças advindas do uso crescente da telessaúde, principalmente a instauração de uma conectividade de mão dupla, levam a uma ruptura do modelo dawsoniano de regionalização dos serviços de saúde, concebido no início do século XX. Os fluxos centrípetos desse modelo não desaparecerão totalmente, mas serão empregados de forma equilibrada com fluxos centrífugos dos atendimentos remotos.

Pesquisas, especialmente as desenvolvidas em países com maior tradição na utilização da telessaúde, mostram aceitação crescente da população a essas tecnologias. Em tempo de cultura digital, em que todas as pessoas se movem em torno de seus telefones celulares, será difícil manter os modelos analógicos convencionais que ainda sustentam majoritariamente os modelos de gestão e de atenção à saúde vigentes.

É de se esperar que essas profundas mudanças venham acompanhadas de maior equidade no acesso aos serviços, já que as inovações disruptivas implicam um novo conceito e identificam-se pela capacidade de tornar as tecnologias mais acessíveis aos seus usuários. A capilarização das inovações costuma associar-se com redução de custos.

É nesse contexto complexo que nasce este livro que apresento.

Ele traz uma proposta arrojada de telessaúde quando, ainda que reconhecendo o seu papel assistencial, a concebe como um metasserviço de saúde – o serviço de saúde dos serviços de saúde – que permeia as ações de saúde, fortalece os vínculos entre os pontos de atenção e regula o acesso aos serviços especializados. Além disso, coloca em xeque a necessidade do prefixo tele pela transformação da telessaúde em uma inovação sustentada, parte da prática diária na forma da apropriação tecnológica pela saúde.

Os autores são profissionais da saúde que combinam vastos conhecimentos teóricos sobre o tema da telessaúde com uma grande experiência prática, especialmente no Projeto TelessaúdeRS – UFRGS, uma das mais robustas iniciativas brasileiras neste campo.

Isso dá sentido ao título do livro, *Consulta remota: fundamentos e prática*, porque nele são tratados os aspectos teóricos e o como fazer acontecer a teleassistência na prática cotidiana dos sistemas de saúde. Ele está dividido, de forma equilibrada, em: introdução; motivos para converter uma consulta remota; ética, estética e etiqueta; gestão da clínica híbrida; consulta remota na prática; e referências.

Este livro é oportuno e indispensável.

É oportuno porque surge no momento conturbado em que se está dando uma irrupção descontrolada da telessaúde e aponta um caminho seguro para utilizá-la de forma responsável.

É indispensável em um momento de revisão das regras que regulam a telessaúde e que foram provisoriamente modificadas por causa da pandemia. Este livro vai contribuir para qualificar o debate necessário que se trava, no plano normativo, para a consolidação definitiva da teleassistência em nosso país.

Boa leitura!

Eugênio Vilaça Mendes
Consultor em Saúde Pública, Especialista em Gestão e Planejamento de Saúde, Doutor em Odontologia e consultor do Conselho Nacional de Secretários de Saúde (CONASS).

SUMÁRIO

APRESENTAÇÃO — XI
Eugênio Vilaça Mendes

INTRODUÇÃO — 1

1 OBJETIVOS, DEFINIÇÃO E MODALIDADES DA CONSULTA REMOTA — 5

Objetivos principais da consulta remota — 5
Definição — 6
Modalidades — 7

2 MOTIVOS PARA CONVERTER UMA CONSULTA REMOTA — 9

Situações de emergência/urgência — 11
Inadequação do ambiente virtual — 12
Problemas de identificação — 12
Não consentimento — 12
Desconforto com o método — 13
Dificuldades técnicas e/ou de comunicação — 13

3 ÉTICA, ESTÉTICA E ETIQUETA — 15

Ética — 15
Estética — 30
Etiqueta — 33

4 GESTÃO DA CLÍNICA HÍBRIDA — 41

Atendimento remoto e presencial: novo modelo de assistência — 41
Organização do acesso — 42
Sala de espera virtual — 42
Modelos de agendamento — 44
Agenda híbrida — 45
Apropriação tecnológica pelas redes de atenção à saúde — 48

5 CONSULTA REMOTA NA PRÁTICA — 53

Avaliação clínica mediada por TICs — 53
Avaliação por sistemas — 57
Exame físico apoiado — 75
Resumo das possibilidades de exame físico remoto — 76
Prescrição e referenciamento — 80
Tipos de assinatura — 82
Contexto legal — 87

REFERÊNCIAS — 93

ÍNDICE — 109

INTRODUÇÃO

A telessaúde ocorre pela interposição de alguma tecnologia da informação e comunicação (TIC) – que use ao menos eletricidade[*1] – entre dois ou mais pontos para a realização de ações de saúde.[2,3] A distância e a sincronicidade entre esses pontos conectados são outras variáveis características. Na saúde, mais do que um sistema de apoio, a telessaúde atua como metasserviço e permeia ações de educação, assistência, consultoria, diagnóstico e procedimentos, tanto para promoção de saúde, prevenção de doenças, diagnóstico precoce quanto para reabilitação e paliação. Esse escopo pode ir além, na forma de eixo organizacional de sistemas universais de saúde, característica extremamente necessária para este início do século XXI.[4-7]

A primeira consulta médica telefônica documentada ocorreu no ano de 1879 em Boston.[8] Já em 2002, mais de 25% dos atendimentos em atenção primária à saúde (APS) dos Estados Unidos e do Reino Unido eram realizados por telefone.[9] A partir de 2015, a Kaiser Permanente teve o número de atendimentos presenciais superado pelos virtuais,[10] e mesmo antes da pandemia de 2020 por SARS-CoV-2** já se previa que as consultas remotas se tornariam o modo dominante de atendimento.[11] Porém, entre outras publicações, uma recente

---

[*] Antes disso, fogueiras, tambores, sinos de igreja e pombos-correio, entre outras tecnologias, já eram utilizados. A área da saúde sempre se valeu das tecnologias adequadas ao conhecimento da época.
[**] Vírus da família coronavírus que causa síndrome respiratória aguda grave.

revisão Cochrane destaca a falta de treinamento em habilidades de atendimento a distância, o que justifica a necessidade de documentos como este livro.[8,12] Nesse sentido, a parte mais importante e que norteia todo este livro é a seção Objetivos principais da consulta remota.

Com o surgimento da covid-19,* o mundo teve suas estruturas de funcionamento abaladas, sobretudo o setor da saúde, que teve de se readequar, em um período muito breve de tempo, às novas tecnologias, em especial ao atendimento remoto (ver seções Definição e Modalidades).[13] Os países que já tinham um histórico em telemedicina/telessaúde conseguiram dar uma resposta mais rápida e adequada a essa demanda. No Brasil, a transição foi muito mais abrupta, dada a defasagem histórica de legislação na área, e ocorreu por meio de mudanças legislativas, paralelamente, no âmbito do governo e do Conselho Federal de Medicina, com efeito em cascata nos demais conselhos profissionais (ver seção Ética).[14-16]

Em contextos nacionais socialmente mais avançados, a incorporação tecnológica pela saúde, com seus reflexos éticos e legais, é ágil (a Finlândia é um desses casos desde 1997),[5] e o prefixo "tele" torna-se praticamente dispensável. Nesses ambientes, telessaúde e saúde são sinônimos, o mesmo valendo para uma consulta. Independentemente de uma consulta ocorrer em locais de baixa densidade tecnológica (como em uma unidade básica de saúde ou até mesmo em um atendimento incidental de urgência em locais públicos), em unidades de terapia intensiva ou a distância, as TICs e demais tecnologias apenas servem de apoio aos elementos humanos envolvidos no atendimento, em que – para ao menos um deles – estará ocorrendo um ato profissional.

Este livro foi redigido de forma a ser aplicado no contexto das diversas profissões da saúde, bem como nos vários níveis de atenção à saúde e nas modalidades público e privada, e vem para auxiliar e complementar iniciativas semelhantes em andamento.**

---

*   Nome dado à doença causada pelo SARS-CoV-2.
** Cita-se como exemplo o Manual de teleconsulta na APS, produzido pela Secretaria Municipal de Saúde de Porto Alegre com o apoio da Universidade Federal do Rio Grande do Sul e do TelessaúdeRS-UFRGS.[17]

Trata-se de um esforço inicial e uma primeira aproximação ao assunto consulta remota, cuja possível incompletude de temas da presente publicação pode ser justificada pela urgência em produzir materiais de suporte para profissionais da saúde que foram tomados de assalto pela quase falta de escolha em usar um método de trabalho com o qual não estão habituados nem dominam.

A quantidade de referencial teórico encontrado sobre o tema durante o trabalho de redação, representada nas mais de 180 referências deste livro, mostra o tanto que ainda precisa ser escrito e sistematizado.

Capítulo 1

OBJETIVOS, DEFINIÇÃO E MODALIDADES DA CONSULTA REMOTA

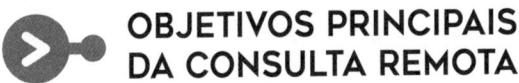
OBJETIVOS PRINCIPAIS DA CONSULTA REMOTA

Ao preparar-se para uma consulta remota, há objetivos que devem ser mantidos em mente pelos profissionais:

- **determinar se há necessidade de atendimento presencial** é a tarefa mais imediata e importante em uma interação profissional-paciente a distância. Nada é mais importante ou urgente, e isso deve permear todo o tempo de consulta (ver Capítulo 2, Motivos para converter uma consulta remota);
- **determinar quando, por quem e onde um atendimento presencial deve ser realizado**; se a necessidade de atendimento presencial for identificada a qualquer momento da consulta, é de responsabilidade do atendente passar imediatamente essas informações ao paciente ou familiar ou, ainda, a um contato próximo (ver Capítulo 2, Motivos para converter uma consulta remota);
- **realizar um atendimento satisfatório, tanto para o paciente quanto para o profissional** (ver Capítulo 3, Ética, estética e etiqueta).[18]

DEFINIÇÃO

Não há concordância na literatura internacional ou entre os conselhos profissionais na área da saúde sobre a terminologia empregada para conceituar as diferentes prestações de serviços em telessaúde. Uma revisão sistemática encontrou 104 definições diferentes para telessaúde;[19] outra revisão encontrou 51 definições, muitas não consensuais, para o termo "e-saúde";[20] e uma terceira mostrou a falta de consenso para o termo "m-saúde".[21]

A padronização de uma nomenclatura, com a expansão e a popularização das práticas de telemedicina, devido à pandemia do novo coronavírus, é essencial. O uso de uma terminologia consistente, capaz de permitir a precisão da comunicação entre os diferentes idiomas, favorece o desenvolvimento, a comparação e a propagação do conhecimento científico.

A expressão "*remote consultation*" foi indexada no Medical Subject Headings (MeSH) em 1996, sendo definida, após livre tradução, como "consulta mediada por telecomunicações", geralmente com objetivo de diagnóstico ou tratamento, em que o médico e o paciente não estão no mesmo espaço físico. Os Descritores em Ciências da Saúde (DeCS) apresentam, sob o Registro nº 32.630, a expressão "consulta remota" com uma definição semelhante à do MeSH.

O contato entre as pessoas em atendimento e os profissionais da saúde mediado por TICs, tais como telefone ou *e-mail*, é prática frequente desde que essas e outras tecnologias tornaram-se populares em nossa cultura. Os diferentes conselhos das profissões da área da saúde normatizaram a telessaúde em diferentes momentos e com permissões e restrições independentes (ver seção Ética).

Embora vários sinônimos tenham sido utilizados, **"consulta remota"** foi adotado como termo preferencial neste livro, principalmente para compatibilização internacional.

Então, define-se consulta remota como a assistência mediada por tecnologias em que médico e paciente estão em espaços físicos diferentes. Abrange as mesmas etapas características e responsabilidades do atendimento presencial e pode ser concluída ou não em um único momento. Compreende avaliação subjetiva, objetiva, diagnóstico, proposta terapêutica, solicitação de exames complementares, orientações ou planejamento do cuidado. O mesmo conceito pode ser ampliado para as diferentes profissões da área da saúde com as suas devidas particularidades. Termos sinônimos intercambiáveis, porém não preferenciais, são "teleconsulta", "e-consulta", "assistência remota", "assistência não presencial" ou "teleatendimento".

 **Consulta remota:** assistência mediada por tecnologias em que o profissional e o paciente não estão no mesmo espaço físico e que abrange as mesmas características e responsabilidades do atendimento presencial.

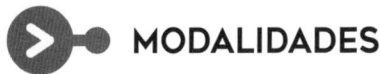 **MODALIDADES**

As diferentes modalidades de telessaúde representam uma variabilidade de combinações entre tempo, tecnologias, profissionais disponíveis e pessoas atendidas em diferentes formas ou objetivos de atendimentos:

❶ Em relação ao tempo ou à sincronicidade da transferência de informação:
  - **síncrona:** assistência prestada na qual a presença dos participantes e a interação são simultâneas, ou seja, a informação é compartilhada em tempo real;
  - **assíncrona (*store-and-forward*):** assistência prestada na qual os participantes não interagem em tempo real; em geral representa a situação de "armazenar e encaminhar", ou seja, mensagens, textos, imagens ou outras mídias são coletados em um momento e interpretados ou respondidos posteriormente;

❷ Em relação às pessoas:
  - **paciente (comunicação direta):** assistência prestada na qual a comunicação acontece diretamente com o ente assistido;
  - **responsável legal ou cuidador (comunicação por *proxy*):** assistência prestada na qual a comunicação acontece entre o profissional e o responsável legal ou cuidador direto do assistido; essa situação é

reservada para circunstâncias nas quais exista incapacidade permanente ou temporária ou em casos particulares, como na assistência prestada a crianças.[22,23]

❸ Em relação às mídias:
- **texto:** assistência prestada na qual a comunicação entre profissional e paciente é realizada exclusivamente via mensagem de texto; esse contato pode ser síncrono ou assíncrono; o uso exclusivo desse recurso apresenta limitações, mas pode ser uma alternativa importante em locais com dificuldade de acesso a redes ou sinais que possibilitem a comunicação com outras tecnologias;
- **áudio:** assistência prestada na qual a comunicação entre profissional e paciente é realizada exclusivamente via mensagens de áudio, como contato telefônico ou mensagem de voz por aplicativos de comunicação instantânea; esse contato pode ser síncrono ou assíncrono; a mensagem de áudio permite que se avaliem diferentes aspectos além do conteúdo objetivo da mensagem e pode diminuir erros de comunicação quando comparada com a mensagem de texto;
- **imagem:** assistência prestada na qual a comunicação entre profissional e paciente é realizada exclusivamente por meio do envio de imagens, como, por exemplo, envio de fotos; esse contato pode ser síncrono ou assíncrono;
- **vídeo e áudio:** assistência prestada na qual a comunicação entre profissional e paciente é realizada exclusivamente por videoconferência, tal como uma chamada de vídeo por WhatsApp©; esse contato pode ser síncrono ou assíncrono;
- **combinadas:** a assistência pode ser prestada por uma combinação de diferentes linguagens com o objetivo de favorecer o diagnóstico ou qualificar a comunicação; é possível que sejam agregados à avaliação equipamentos médicos periféricos, quer sejam por disponibilidade em aplicativos de *smartphone*, quer sejam disponibilizados por outro profissional.[22,23]

Capítulo 2
MOTIVOS PARA CONVERTER UMA CONSULTA REMOTA

Como já mencionado (ver seção Objetivos principais da consulta remota), determinar se há necessidade de atendimento de urgência e emergência é a tarefa mais imediata e importante em uma interação profissional-paciente a distância, e isso deve permear todo o tempo de consulta.

Determinar quando, por quem e onde um atendimento presencial deve ser realizado é responsabilidade do provedor. Se a necessidade de atendimento presencial for identificada a qualquer momento da consulta, é de responsabilidade do provedor passar imediatamente essas informações ao paciente ou a um responsável próximo.

 É importante que o provedor tenha em mãos a localização geográfica do paciente e formas alternativas de acesso (contato de familiar ou pessoa próxima) para os casos em que uma interação a distância evolua para a necessidade de atendimento de emergência. Se esses dados não estiverem disponíveis em prontuário, devem ser solicitados no início do atendimento. Caso a pessoa em atendimento não queira informar sua localização, isso deve ser anotado em prontuário.

É importante reforçar que, tão logo o atendimento remoto inicie, o profissional de saúde pode e deve, se necessário, encerrar a consulta a qualquer momento, encaminhando o paciente para atendimento presencial cujo local e ocasião serão determinados de acordo com a situação clínica de cada caso.

A conversão da consulta remota para a consulta presencial ocorre quando o profissional assistente encaminha o paciente para atendimento presencial a ser realizado pelo mesmo profissional ou por outro a ser determinado por ele, tanto de forma eletiva quanto emergencial.

A conversão pode ocorrer em virtude de diversas situações clínicas e/ou psicossociais que demandam atendimento presencial imediato de emergência ou de urgência em nível de atenção secundário ou terciário, bem como atendimento presencial na APS ou monitoramento remoto ou presencial (visita domiciliar). Assim, por meio da avaliação clínica, o profissional de saúde deve checar, na seguinte ordem, qual a medida mais cabível ao atendimento em curso:

- O provedor deve acionar o Serviço de Atendimento Móvel de Urgência (SAMU) imediatamente.
- O paciente ou responsável deve:

    – buscar atendimento presencial de urgência agora;
    – buscar atendimento presencial em 2 a 4 horas;
    – acessar seu profissional de referência em até 24 horas para receber atendimento presencial em uma unidade de saúde ou por visita domiciliar.

- O provedor pode conduzir a consulta remota.
- O provedor deve iniciar monitoramento remoto em uma frequência compatível com o quadro clínico.

 ## SITUAÇÕES DE EMERGÊNCIA/URGÊNCIA

SITUAÇÕES EM QUE O PACIENTE SE ENCONTRA INSTÁVEL

Situações em que o paciente se encontra instável, com dificuldades de responder ao profissional de saúde ou tenha tido mal súbito durante a consulta.*

- **COMO CONVERTER:** se possível, mantenha o contato com o paciente e contate o SAMU (pelo número 192) para discussão do caso. Transmita as informações clínicas, bem como o endereço de localização entregue pelo paciente. Caso o contato tenha sido interrompido, retome-o com o responsável para alertar que o serviço de emergência foi acionado e fornecer informações de suporte.[24,25] Registre a necessidade de encaminhamento em prontuário.

SITUAÇÕES IDENTIFICADAS COMO URGÊNCIA COM PACIENTE RESPONSIVO

- **COMO CONVERTER:** oriente o paciente sobre o diagnóstico ou suspeita clínica e transmita a ele que a consulta deve ser continuada em serviço de urgência. Defina qual será o destino do paciente de acordo com o caso. Entre em contato com o serviço de urgência/emergência e transmita ao médico as informações referentes ao caso. Envie ao paciente um boletim do atendimento prestado (ver seção Prescrição e referenciamento), resumindo a necessidade da consulta presencial, para que ele possa mostrar ao médico do serviço ao qual foi encaminhado. Se possível, envie cópia também para o médico plantonista. Registre a necessidade de encaminhamento em prontuário.

---

* É válido lembrar que, por enquanto, provavelmente poucos pacientes dispõem de aparelhos para a coleta de sinais vitais; portanto, a anamnese somada à ectoscopia e à avaliação do estado geral pode indicar por si só a necessidade de interromper a consulta remota para acionar um serviço de emergência.

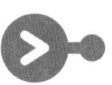 ## INADEQUAÇÃO DO AMBIENTE VIRTUAL

Considere encaminhar o paciente para atendimento presencial quando o ambiente remoto não conseguir auxiliar no desenvolvimento de uma boa anamnese ou quando o autoexame físico assistido, bem como o exame físico apoiado (ver Capítulo 5, Consulta remota na prática), não for suficiente para entregar a informação diagnóstica ao profissional, havendo, assim, necessidade de exame físico presencial com o objetivo de modificar a conduta em benefício da pessoa atendida.

• **COMO CONVERTER:** oriente o paciente sobre o diagnóstico ou suspeita clínica e transmita a ele que a consulta deve ser continuada em ambiente presencial. Defina, conforme o caso, quando o paciente será atendido e por quem (se por você, por um colega de sua unidade ou por outro especialista). Envie ao paciente um boletim do atendimento prestado (ver seção Prescrição e referenciamento), resumindo a necessidade da consulta presencial, para que ele possa mostrá-lo ao colega do serviço para o qual foi encaminhado.

 ## PROBLEMAS DE IDENTIFICAÇÃO

Considere não continuar o atendimento sempre que a pessoa atendida não puder ser identificada ou se sua identidade não condisser com a previamente registrada em prontuário (ver item Certifique-se da identidade do interlocutor e do receptor para estratégias de condução ou interrupção da consulta).

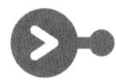 ## NÃO CONSENTIMENTO

O início formal de uma consulta remota é dado pelo consentimento da pessoa (ver item Desburocratize para mais detalhes sobre o consentimento), e esse consentimento pode ser removido a qualquer momento, acarretando o encerramento da consulta. Considere não iniciar o atendimento remoto e encaminhar para atendimento presencial se a pessoa não consentir ou acreditar que se sentirá mais segura com o atendimento presencial. Nesse caso, agradeça a atenção, encerre o atendimento e registre no prontuário que a consulta não foi realizada por ausência de consentimento da pessoa atendida.

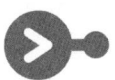 DESCONFORTO COM O MÉTODO

Observe que, na prática, tanto as pessoas que buscam atendimento quanto os profissionais de saúde encontram-se em uma curva de aprendizado na realização do atendimento remoto, e nem sempre a primeira experiência poderá ser satisfatória. Dessa forma, buscando evitar reações desnecessárias que possam influenciar na futura relação profissional-paciente, não insista na modalidade remota de atendimento com determinadas pessoas até que elas se sintam mais seguras. Nesses casos, se possível, inicie com consultas remotas de monitoramento de uma queixa prévia, para que, assim, profissional e paciente possam se habituar ao ambiente de atendimento remoto gradualmente. Da mesma maneira, o profissional de saúde, caso encontre dificuldades que prejudiquem seu desempenho na consulta remota, deve buscar treinar e desenvolver as habilidades necessárias que possam lhe dar mais segurança no atendimento.

DIFICULDADES TÉCNICAS E/OU DE COMUNICAÇÃO

Sempre que a pessoa não estiver em situação apropriada para ser atendida, a consulta deve ser interrompida (ver Capítulo 3, Ética, estética e etiqueta).[*26] Considere não iniciar o atendimento remoto e remarcar a consulta, salvo em casos identificados como emergência, nas seguintes situações:

---

* Como exemplo: Capítulo I, incisos VII e VIII do Código de Ética Médica: "VII – O médico exercerá sua profissão com autonomia, não sendo obrigado a prestar serviços que contrariem os ditames de sua consciência ou a quem não deseje, excetuadas as situações de ausência de outro médico, em caso de urgência ou emergência, ou quando sua recusa possa trazer danos à saúde do paciente; VIII – O médico não pode, em nenhuma circunstância ou sob nenhum pretexto, renunciar à sua liberdade profissional, nem permitir quaisquer restrições ou imposições que possam prejudicar a eficiência e a correção de seu trabalho."

CONSULTA REMOTA

❶ Em casos de falha constante de conexão, impedindo, assim, a troca de informações de modo adequado.

❷ Se a pessoa não puder garantir a confidencialidade e a segurança do ambiente de consulta (p. ex., se estiver em local com ruídos excessivos ou na presença de pessoas não consentidas por ela, ou durante um deslocamento).

❸ Se existirem dificuldades de comunicação (pessoa que não consegue ouvir ou entender devido a problemas auditivos, linguísticos ou cognitivos).

Capítulo 3
ÉTICA, ESTÉTICA E ETIQUETA

Os comportamentos profissional e pessoal, bem como o ambiente de atendimento, apresentam particularidades não intuitivas que devem ser observadas quando a interação ocorre a distância. Este capítulo trata dessas questões.

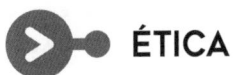 **ÉTICA**

As revisões de artigos sobre ética e telemedicina começam a abordar o assunto sob a óptica da incorporação tecnológica pela saúde.[27,28] Os avanços tecnológicos, tanto em comunicação como em segurança e privacidade de dados, e a popularização dos meios de comunicação permitem deslocar a discussão do medo de perda de privacidade por invasão digital ou de erro médico por falhas na tecnologia para a discussão de se é ético negar acesso e atendimento quando este é impossível, improvável ou não custeável presencialmente, mas é viável por meio de TICs.[29] Na Finlândia, onde telemedicina e medicina são regidas pela mesma legislação, a principal preocupação ética é que uma pessoa seja atendida no melhor tempo hábil disponível, seja de forma presencial ou a distância.[5]

Durante a pandemia, a consulta remota constitui-se de ato profissional regrado pelas normas de cada categoria. Embora tenha havido flexibilizações nesse período (em quase todos os países) quanto à possibilidade de realizar consulta remota e quanto ao tratamento dos dados (responsabilidade profissional sobre os dados),[30,31] nenhum código de ética profissional foi revogado. Continuam valendo todas as prerrogativas éticas e responsabilidades profissionais e legais ditadas pelos conselhos profissionais, pelo Ministério e Secretarias de Saúde e pelo Legislativo em todos os níveis federativos.

As TICs constituem-se meramente de ferramentas para o exercício profissional. Todos os conselhos profissionais, sem exceção, frisam a importância do correto registro de todos os atendimentos, sejam presenciais ou não, bem como a observância das normas éticas e dos preceitos de segurança, privacidade e confidencialidade. Assim, uma interação profissional-paciente realizada por telefone, por exemplo (ou mediada por qualquer outra TIC), será considerada uma consulta remota (ou simplesmente uma consulta) e, portanto, um ato profissional, se, e somente se, atender a todos os requisitos desse ato, devendo, inclusive, ser remunerada (exceto em casos de voluntariado) de forma pública ou privada.

ASPECTOS REGULATÓRIOS E NORMATIVOS PROFISSIONAIS

Esta seção explora os aspectos históricos, atuais e as perspectivas esperadas da legislação norteadora da interação a distância entre pacientes e provedores de saúde, tendo a pandemia de covid-19 como marco temporal.

Pré-covid-19

Embora já regulamentada em um grande número de países por todo o mundo (na Finlândia desde 1997), a consulta remota permaneceu vedada aos médicos brasileiros até o advento da pandemia por SARS-CoV-2. Ainda baseada na já arquivada Declaração de Tel Aviv de 1999,[32] da Associação Médica Mundial (que, por sua vez, já teve diversas atualizações, a última em 2018),[33] a principal normatização brasileira em telemedicina era, até então, a Resolução nº 1.643/2002 do Conselho Federal de Medicina (CFM).[34] Originalmente restritiva para interações remotas entre médicos e pacientes, teve esse caráter reforçado pela edição do Código de Ética Médica (CEM) de 2009, com seu artigo 37, que vedava ao médico o atendimento a distância.[35] A abertura só se iniciou, paulatinamente, em 2011,[36] com a liberação do já bastante usado contato telefônico para dúvidas e orientações, e em 2014, com a normatização do telediagnóstico por meio do paradigma da telerradiologia.[37]

Após a liberação do uso de aplicativos semelhantes ao WhatsApp© em 2017,[38] esperava-se um avanço maior, que de fato ocorreu em 2018, com a edição da Resolução CFM nº 2.227/2018.[39] Essa resolução, entre outros itens, finalmente normatizava a consulta remota, mas foi posta outra vez em fase de avaliação após inúmeras contestações, na sua maioria advindas de conselhos regionais de medicina. Além disso, houve mais retrocesso, pois a edição de 2018 do CFM passou a proibir explicitamente o uso de telemedicina no artigo 37.[26]

A quase totalidade dos conselhos profissionais seguiu o mesmo dogma da medicina. A exceção notável é a da psicologia, que já havia normalizado a telessaúde desde 2012 para quase todos os atos profissionais por meio da Resolução nº 11/2012 do Conselho Federal de Psicologia (CFP),[40] mantendo-se como a corporação mais avançada no assunto, e em 2018 disponibilizou aos psicólogos a Plataforma e-Psi para cadastro, avaliação e controle de propostas de atendimento a distância (Resolução CFP nº 11/2018).[41]

Covid-19

Foi com o crescimento exponencial da covid-19 que, excepcionalmente e somente na vigência da pandemia, a interação entre médico e paciente mediada por tecnologia foi liberada em três atos, após 18 anos de espera. O primeiro ato ocorreu em 19 de março de 2020, com o Ofício CFM nº 1.756, o segundo no dia seguinte, com a Portaria nº 467 do Ministério da Saúde (MS), e o terceiro em 15 de abril, com a telemedicina sendo regulada por lei pela primeira vez, por meio da Lei nº 13.989.[14-16]

O primeiro representa a liberação ética corporativa,[14] e o último exime o Estado de qualquer contraprestação financeira fora do Sistema Único de Saúde (SUS).[16] O segundo ato, a Portaria MS nº 467,[15] é o mais importante e inovador pelo fato de conter a maior parte da normatização em si. Essa portaria estabelece: 1) as ações possíveis; 2) a forma de registro; e 3) as regras para emissão de prescrição e atestado eletrônicos. Assim:

❶ A principal motivação da Portaria MS nº 467 é permitir o acesso à atenção ao mesmo tempo que mitiga deslocamentos e interações presenciais, de modo a proteger tanto as pessoas atendidas como as equipes de saúde. Para isso, a Portaria estabelece quais ações de saúde podem ser mediadas por TICs, tanto na saúde pública quanto suplementar e privada: a) atendimento pré-clínico; b) consulta; c) suporte assistencial; d) monitoramento; e e) diagnóstico. A Portaria inova também por evitar a proliferação de "teletermos" não consensuais e nomear ações de saúde, e não apenas de telessaúde;

❷ Também, frisa que deve haver registro no prontuário das TICs utilizadas nas ações e que elas devem garantir a integridade, a segurança e o sigilo das informações (ver seção Responsabilidade profissional sobre os dados). Os demais dados seguem a forma habitual de registro em um prontuário clínico (data e hora do atendimento, dados clínicos e registro profissional com unidade da federação);

❸ Para prescrição ou atestados, a Portaria MS nº 467 define como obrigatório o uso de assinatura digital certificada pela Infraestrutura de Chaves Públicas Brasileira (ICP-Brasil) ou outra forma que torne detectável qualquer alteração posterior nos documentos.[15] No mesmo sentido, a simples digitalização de documentos assinados a punho havia sido vetada na Lei 13.989.[16] Porém, o veto presidencial é derrubado em agosto de 2020,* o que permite que assinaturas digitalizadas sejam utilizadas. De qualquer forma, isso também é, implicitamente, aceito na portaria (ver a seção Prescrição e referenciamento para maiores detalhes sobre os tipos de assinaturas e seu contexto legal).

Existem facilidades e dificuldades para o atendimento, tanto em APS como em outros níveis de atenção, muitas delas relacionadas com a densidade tecnológica. As pessoas se dirigem para um nível de atenção por escolha, necessidade ou encaminhamento. Em todos os casos, o consentimento está implícito. É importante não burocratizar o atendimento remoto. **A normatização médica em nenhum momento exige consentimento por escrito do paciente para a realização dessa modalidade de atendimento, bem como não há nenhuma necessidade de gravar as consultas, uma vez que presencialmente isso não é realizado de praxe.** Pelo contrário, é necessário consentimento para gravar.

Portanto, basta constar em prontuário que o paciente foi esclarecido sobre a modalidade de atendimento e deu seu consentimento verbal. Contudo, devido à facilidade de acesso pelo paciente ao profissional gerada pela

---

* O veto teve por motivação minimizar a adulteração de receitas e a comercialização de medicamentos no mercado paralelo. Já a derrubada do veto teve por base o risco de gerar barreiras de acesso à saúde durante a pandemia.

tecnologia, em atendimentos remotos por som e/ou vídeo, a solicitação de consentimento verbal é importante, pois sinaliza e formaliza o início de uma consulta médica, conscientizando a pessoa atendida sobre o valor do tempo do profissional de saúde.

No âmbito da saúde suplementar, a Agência Nacional de Saúde Suplementar manifestou-se por meio da Nota Técnica nº 3/2020 e acompanhou o não vedamento à telessaúde definido pelos conselhos profissionais. Além disso, permitiu a sua manutenção, sem alteração dos contratos vigentes, incluindo, para fins de monitoramento e cobrança, o tipo de atendimento "telessaúde", sem necessidade de criação de qualquer código de procedimento.[42] Por normatização do Conselho Regional de Medicina do Rio Grande do Sul (CREMERS) – Resolução nº 10/2020 –, os ritos de faturamento e pagamento dos serviços poderão ser pactuados por meio eletrônico entre médicos e operadoras enquanto durar a pandemia.[43] Esses ritos ainda são heterogêneos, com casos tanto de utilização de tecnologias com *login* e senha até confirmações por *e-mail* ou WhatsApp©, sendo as guias físicas impressas e anexadas. Com possibilidade de uso de assinatura digital avançada (ver seção Prescrição e referenciamento), existência de serviços como cadastro de pessoa física (CPF) digital e possibilidade de inúmeras ações validadas digitalmente (imposto de renda, transações bancárias), é esperado que a autorização de consultas por convênios siga o mesmo caminho de desburocratização.[44]

O Conselho Federal de Farmácia (CFF) ainda não tem uma norma a respeito do exercício da farmácia a distância,* mas tem marcado presença no regramento e na operacionalização da prescrição digital durante a pandemia (ver seção Prescrição e referenciamento).[48]

---

* No estado do Rio Grande do Sul, a Secretaria Estadual de Saúde tem ofertado aos usuários de asma e doença pulmonar obstrutiva crônica (DPOC) que retiram medicamentos na Farmácia de Medicamentos Especiais o serviço de Telecuidado Farmacêutico, que consiste em consultas farmacêuticas via remota com o objetivo de otimizar a utilização do medicamento, complementar ao serviço presencial de Cuidado Farmacêutico.[45,46] Ainda como ação, foi implementada no Estado do RS a Solicitação Digital de Medicamentos, sem a necessidade de o usuário ir até a farmácia do município.[47] Em relação à prescrição digital, a ação conjunta entre os Conselhos Regionais de Medicina e de Farmácia do RS (CREMERS/CRFRS) permitiu a disponibilização de uma plataforma eletrônica de prescrição que dispensa os médicos de adquirirem uma assinatura digital com certificação pela ICP-Brasil, mas obedece aos preceitos de segurança definidos nas normas superiores.

O Conselho Federal de Enfermagem (COFEN), por meio da Resolução nº 634/2020, durante a pandemia, permite ao enfermeiro consultas, esclarecimentos, encaminhamentos e orientações mediados por TICs. Apesar de ser um pouco burocratizante ao exigir termo de consentimento por parte do paciente, flexibiliza a tomada dele por telefone.[49]

Embora a Resolução nº 226/2020 do Conselho Federal de Odontologia (CFO) não seja restrita ao contexto pandêmico, era restritiva em termos de telessaúde, pois vedava o exercício da odontologia a distância (consulta, diagnóstico, prescrição e elaboração de plano de tratamento odontológico).[50] Porém, permitia telemonitoramento e atendimento pré-clínico, o que abriu alguma margem.[50] Posteriormente, a Resolução nº 228/2020 regulamentou a Resolução nº 226/2020, permitindo a realização da odontologia a distância, mediada por tecnologia, utilizando o sistema de mediação já implantando em cada localidade enquanto durar o estado de calamidade pública decretado pelo Governo Federal.[51] Por sua vez, os Conselhos Federais de Nutrição (este até 31 de agosto de 2020) e de Fisioterapia e Terapia Ocupacional liberaram teleconsulta, teleconsultoria e telemonitoramento no contexto da pandemia de SARS-CoV-2.[52,53]

O Conselho Federal de Fonoaudiologia normatizou de forma relativamente abrangente a telefonoaudiologia em agosto/20 (Resolução CFA nº 580), mas infelizmente burocratiza ao exigir termo de consentimento assinado pelo paciente.[54]

Tempestivamente, em virtude da covid-19, o CFP manteve seu posicionamento e flexibilizou ainda mais o atendimento (Resolução nº 4/2020), suspendendo o tempo de espera após a inscrição no e-Psi para início das atividades remotas e permitindo atendimento a distância em situações vedadas pela norma de 2018, como urgências, emergências, desastres, violação de direitos e violência (Resolução CFP nº 11/2018).[55]

Na educação física, ainda não há norma federal, e a norma mais avançada é a Resolução nº 123 do Conselho Regional de Educação Física da 4ª Região do Estado de São Paulo, que permite atendimento a distância mediado por TICs nas modalidades de teleconsulta, teleaula, teleconsultoria e análise de metadados (telemonitoramento).[56] A norma não cita sua prescrição após a pandemia.

O Conselho Federal de Serviço Social não apresenta regulação a respeito de atendimento remoto e, por meio de nota em sua página eletrônica, manifestou reservas quanto a esse tipo de atendimento, mas o admite em caráter absolutamente excepcional durante a pandemia.[57]

Pós-covid-19

Na era pós-covid-19, espera-se que, sem retrocessos, os avanços permitidos pela necessidade de enfrentamento da pandemia consolidem-se em um sistema de saúde centrado nas pessoas. Estas terão seu acesso a todos os níveis de atenção facilitados pela tecnologia de modo que a incorporação tecnológica pela saúde funcione como eixo organizacional dos sistemas universais de saúde do século XXI (Figura 3.1).[6,7]

Para que isso seja possível, uma premissa básica precisa ser resolvida a fim de que a discussão realmente produtiva possa ocorrer. Praticar medicina, nos dias de hoje, sem apoio tecnológico é perfeitamente possível, mas pouco recomendável em virtude dos benefícios possíveis por meio do uso judicioso e baseado em evidências de todas as tecnologias disponíveis.

A primeira tecnologia a afastar médico e paciente foi inventada em 1816: o estetoscópio.[58] O que antes era feito pela aposição do ouvido do médico diretamente em contato com o corpo do paciente passou a ser feito a distância, com o uso de uma inovação tecnológica.[58] Na época, não se criou nem se nomeou uma nova medicina; apenas se nomeou uma nova tecnologia que foi incorporada pela medicina. A proteção do paciente e do médico continuou a ser provida pela aplicação ética e parcimoniosa da prática clínica.

A falta de um consenso terminológico para telessaúde, mencionada e referenciada na Introdução deste livro, é um sintoma do equívoco no foco da discussão. A falta de consenso ocorre por existir um engano de ponto de vista. O termo "telessaúde" é, na verdade, um termo desnecessário, uma vez que, assim como não se vai a um telebanco quando se usa o celular para uma aplicação financeira, o que existe não é telessaúde, e sim saúde incorporando tecnologias à medida que elas são criadas. É tempo, portanto, de encerrar a discussão da tele ou não telemedicina, que já foi encerrada em vários países, e passar a discutir a incorporação tecnológica pela saúde.

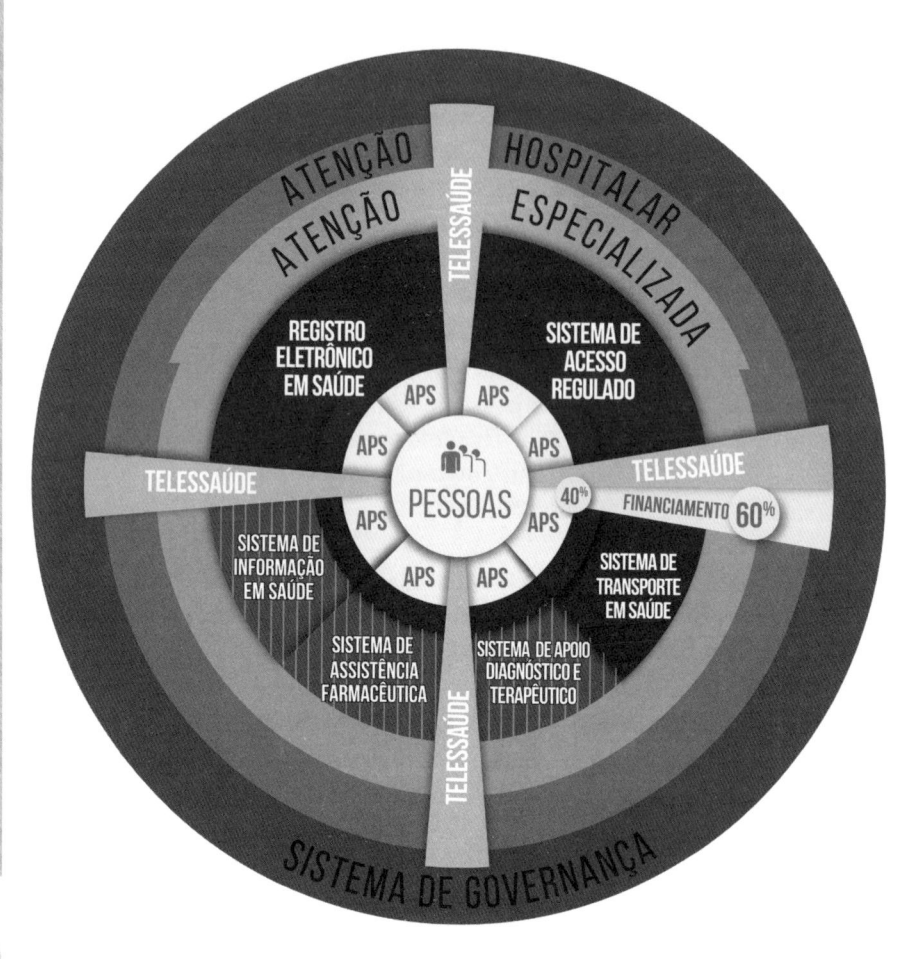

● Sistema logístico   ▦ Sistema de apoio

> **FIGURA 3.1**
Telessaúde como eixo organizacional de sistemas universais de saúde do século XXI.
Fonte: Harzheim e colaboradores.[6]

Outro ponto a ser superado diz respeito ao distanciamento e à desumanização. O que é mais desumano: usar tecnologias para atender uma pessoa ou deixá-la sem atendimento? As evidências já comprovam que consultas remotas aumentam o acesso, com aumento de qualidade e redução de custos, em um claro e eficaz enfrentamento do dilema de Oregon (triângulo de ferro da saúde).[59-61] O uso racional da tecnologia faz tarefas mecânicas e repetitivas serem automatizadas, liberando mais tempo para o que é essencial: o contato humano.

A apropriação das TICs pela saúde, mesmo em contextos de exclusão digital, gera aumento de acesso. Abrir mão do uso de TICs em saúde é barrar acesso. Em países mais avançados, as questões recém-abordadas já estão superadas, e debate-se o que realmente impede o avanço dessa apropriação: as questões de cunho financeiro e corporativo, que de forma alguma são discutidas com cunho ideológico, mas prático.

Mesmo com extrema iniquidade inter e intrapaíses, trilhões de dólares são despendidos anualmente com saúde. A discussão internacional, há anos, gira em torno de dois pontos principais: o **licenciamento interestadual** e a **paridade de reembolso** remoto/presencial.[62,63] Não adianta ocorrerem avanços tecnológicos sem que haja avanços normativos. Essa é uma oportunidade de inovação para os conselhos profissionais federais e regionais.

Tomando como exemplo a experiência médica, é importante abandonar a discussão de telemedicina em prol da discussão da medicina e da incorporação tecnológica pela medicina. É muito mais fácil, lógico e seguro regrar, fiscalizar e auditar atos profissionais historicamente sedimentados pela prática clínica. O regramento, a fiscalização e a auditoria, tanto técnicos quanto éticos, são realizados pelos conselhos profissionais, e os conselhos são financiados pelo pagamento dos registros profissionais. Na lógica presente, os conselhos regionais são responsáveis pela salvaguarda da relação médico-paciente dentro das fronteiras estaduais. Um médico está submetido ao Conselho Regional do estado onde exerce presencialmente sua medicina, do mesmo modo que um paciente que viaja fisicamente de um estado a outro por necessidade de atendimento estará protegido pelo Conselho Regional local.

Neste novo mundo durante e pós-covid-19, em muitas ocasiões o deslocamento físico será desnecessário e, em várias outras, será contraindicado. Um deslocamento contraindicado pode envolver a necessidade de consulta a um profissional fora dos limites estaduais do paciente.* O CFM e os conselhos

---

* A prescrição interestadual já foi autorizada em fevereiro de 2019 pela Lei nº 13.732 (qualquer receita tem validade em todo o território nacional, independentemente da unidade da federação do médico emissor).[64]

regionais têm a oportunidade de um pacto federal para proteção de médicos e pacientes, com os conselhos regionais locais do paciente e do médico atuando de forma solidária no interesse de cada parte e o CFM provendo a comunicação facilitada entre todos.

Há meios para isso. O que não existe mais é tempo. Para observadores desavisados, o que era futuro já passou e está sendo usado na prática clínica diária agora. Urge a atualização normativa. Existe farto material e farta experiência internacional para fornecer embasamento, descrevendo situações de licenciamento multiestadual e de paridade, tanto parcial como total, na relação remoto/presencial, com potencial para serem expandidas para as outras profissões da saúde, dentro das suas particularidades.

Voltar já não era mais uma opção, mesmo antes da pandemia:

> Ademais, pesquisas demonstraram que a teleassistência é valorizada por 64% das pessoas usuárias entrevistadas (Deloitte, 2019). Ou seja, será muito difícil que a reação contrária que se espera de prestadores de serviços convencionais consiga barrar esses novos modelos de cuidados à saúde porque têm a adesão das pessoas que utilizam os serviços. Em tempo de cultura digital em que todas as pessoas se movem em torno de seus *smartphones*, será difícil tentar manter os modelos analógicos convencionais que ainda sustentam os modelos de gestão e de atenção à saúde vigentes.[65]

RESPONSABILIDADE PROFISSIONAL SOBRE OS DADOS

Privacidade, segurança e confidencialidade de dados sempre foram o centro da discussão das ações de telessaúde, principalmente no que diz respeito à interação com as pessoas atendidas. Em virtude da flexibilização permitida pelo contexto pandêmico, esta seção trata desses três itens como segurança e higiene de dados, sempre tendo em vista que a recomendação, tanto nacional quanto internacional, é em direção do uso e transmissão somente de dados necessários (minimização de dados), mantendo os dados pelo menor tempo possível (armazenamento mínimo). Isso vale também para os equipamentos e aplicativos utilizados.[30,31,66]

Segurança de dados

Segundo a normatização do CFM, prontuários clínicos impressos devem ser guardados por 20 anos, e prontuários eletrônicos, de forma permanente.*67 O tratamento dos dados (transmissão, guarda, manipulação, exclusão) passará a ser regido pela Lei Geral de Proteção de Dados (LGPD), apesar de ela não se sobrepor à legislação existente. Inspirada na legislação europeia, a LGPD, que seria implantada em outubro de 2020, teve sua instauração alterada para setembro de 2020, com **início dos reflexos legais a partir de agosto de 2021**.[68] Mesmo assim, considerar seus preceitos desde já é uma boa prática.

Na LGPD (art. 5º, incisos I, II e III), são conceituados dados pessoais ("informação relacionada a pessoa natural identificada ou identificável"), dados pessoais sensíveis ("dado pessoal sobre origem racial ou étnica, convicção religiosa, opinião política, filiação a sindicato ou a organização de caráter religioso, filosófico ou político, dado referente à saúde ou à vida sexual, dado genético ou biométrico, quando vinculado a uma pessoa natural") e dados anônimos ("dado relativo a titular que não possa ser identificado, considerando a utilização de meios técnicos razoáveis e disponíveis na ocasião de seu tratamento").[68] **Portanto, todo dado pessoal usado em uma consulta remota é um dado pessoal sensível**. Além disso:

> Art. 46. Os agentes de tratamento devem adotar medidas de segurança, técnicas e administrativas aptas a proteger os dados pessoais de acessos não autorizados e de situações acidentais ou ilícitas de destruição, perda, alteração, comunicação ou qualquer forma de tratamento inadequado ou ilícito.[68]

Segundo a LGPD, a pessoa é o titular de seus dados pessoais, e o profissional de saúde que realizar um atendimento remoto como pessoa física acumulará as funções de controlador (que decide como o dado será tratado), de operador (que realiza o tratamento dos dados) e de encarregado (que atende

---

* Desde 2002, o CFM e a Sociedade Brasileira de Informática em Saúde trabalham conjuntamente para a normatização e certificação de sistemas de registro eletrônico em saúde. Consulte a Sociedade Brasileira de Informática em Saúde para mais informações.

demandas de tratamento de dados do titular e de terceiros).[68] No caso de pessoa jurídica, essas funções devem ser explicitamente determinadas.[68] Nesse sentido, embora **as sanções legais só possam ser aplicadas a partir de agosto de 2021,**[68] é importante que o profissional de saúde se resguarde, pois, ao fazer isso, também estará protegendo seus pacientes.

A LGPD é conscienciosa ao admitir a impossibilidade de dar garantia total de segurança de dados (o mesmo pode ser dito de dados armazenados de forma física), mas é bem estruturada para a prevenção, de modo a se reduzir ao mínimo a possibilidade de acessos não autorizados, acidentais ou ilícitos (art. 6º, incisos I a X).[68] A próxima seção trata especificamente dessa questão.

Higiene de dados

Embora simples de serem implementadas, algumas das medidas citadas a seguir não são intuitivas (portanto, requerem prática para serem internalizadas como hábitos) e, em alguns casos, podem exigir suporte técnico.

Desburocratize

Existem facilidades e dificuldades para o atendimento tanto em APS como em outros níveis de atenção, muitas delas relacionadas com a densidade tecnológica, como já dito. Uma pessoa se dirige para um nível de atenção por escolha, necessidade ou encaminhamento. Em todos os casos, o consentimento está implícito.

Para desburocratizar o atendimento remoto, é importante resolver o mito do consentimento escrito para o tratamento dos dados clínicos.[69] A LGPD, em seu artigo 11, §4.º, desde que haja interesse e benefício para o titular do dado, permite a comunicação e o uso compartilhado de dados pessoais sensíveis para prestação de serviços de saúde, de serviços de assistência farmacêutica e de assistência à saúde (incluindo os serviços auxiliares de terapia e de diagnóstico).[69] Isso se estende para serviços remunerados. O mesmo artigo, em seu inciso II, alínea *e*, dispensa o consentimento para o tratamento ou compartilhamento de dados para garantir a proteção da vida ou a integridade física do titular ou de terceiro.[69]

Portanto, para o caso especial da saúde, e resguardada a segurança dos dados, **é dispensado o consentimento escrito do titular dos dados** para o tratamento destes, bem como fica dispensado o agente controlador dos dados de estabelecer burocracias desnecessárias para coleta de consentimento.[69]

Como já dito em relação à normatização médica, não há obrigatoriedade de consentimento escrito, apenas verbal. Por sua vez, devido à facilidade de acesso pelo paciente ao profissional gerada pela tecnologia, em atendimentos remotos por som e/ou vídeo, a solicitação de consentimento verbal é importante,* pois sinaliza e formaliza o início de uma consulta, conscientizando o paciente sobre o valor do tempo do profissional.

Na mesma linha de não burocratização, a Agência Nacional de Saúde Suplementar manifestou-se em nota técnica pela não necessidade de criação de códigos de procedimentos para atendimento a distância, apenas pela criação do tipo de atendimento em telessaúde, que permita o monitoramento e a cobrança dessa atividade.[42]

Use os recursos de segurança disponíveis

Para evitar roubo de dados, é importante prevenir-se da possibilidade de furto do dispositivo. A maioria dos itens a seguir é de implementação simples. Ajuda técnica pode ser necessária em caso de dúvidas:**

- Tanto para dispositivos fixos quanto móveis, utilize senhas fortes (não intuitivas, com mais de 8 caracteres, com letras maiúsculas, minúsculas, números e símbolos).
- Habilite a localização, o bloqueio e a limpeza remotos de dispositivos móveis.
- Sempre use bloqueio de tela por tempo de inatividade, antivírus atualizado e *firewall* ativado.

---

* Exemplo: "Após informação sobre o funcionamento da consulta remota, o paciente consentiu com a continuidade do atendimento".
** Existem soluções pagas e completas para segurança de dispositivos fixos e móveis.

- Sempre que disponível, use verificação em duas etapas, aplicativos com criptografia de ponta a ponta e opção de abertura de aplicativo por impressão digital.
- Não permita uso por terceiros de dispositivos móveis usados para consulta remota.
- Experimente também aplicativos gratuitos de troca de mensagens que impedem a captura de telas das mensagens.
- Desabilite notificações em telas de bloqueio para melhorar a privacidade.

Registre tudo no prontuário e restrinja a quantidade e a permanência de dados de comunicação

Os dados coletados durante a relação profissional-paciente remota devem ser aqueles necessários para a função a que se destinam, e não mais do que isso (LGPD, art. 6º, incisos I a X).[68] Independentemente de qualquer avanço tecnológico, o prontuário da pessoa sempre será a forma correta de anotação. Dados clínicos permanentes devem ser armazenados em prontuário, de preferência eletrônico, idealmente certificado.

Dados transmitidos por qualquer TIC servem apenas como apoio ao atendimento e devem ser imediatamente apagados após a anotação no prontuário. Embora, em detrimento de outras tecnologias, o telefone ainda seja a principal ferramenta de atendimento remoto, várias são as maneiras e formatos de envio de dados (ver seção Modalidades).[23] As informações de arquivos diversos contendo texto, som ou imagem devem ser anexadas ou transcritas para o prontuário e eliminadas dos dispositivos e aplicativos de comunicação o quanto antes.

É importante salientar que remover as mídias recebidas de um aplicativo é uma ação e removê-las do dispositivo é outra, especialmente se houver sincronização dos dados na nuvem. Vários aplicativos permitem desabilitar o salvamento na galeria do dispositivo e na nuvem das mídias recebidas, tanto de todas como de uma conversa ou pessoa específica. Mais uma vez, peça ajuda técnica se tiver dúvidas.

Certifique-se da identidade do interlocutor e do receptor

Em um mundo ideal, todas as comunicações que tratam de dados pessoais sensíveis ocorrem em plataformas seguras em que todos, provedores e pessoas atendidas, usam assinaturas digitais (ver seção Prescrição e referenciamento). Em tempos de covid-19, essas facilidades não estão disponíveis para a maioria das pessoas, assim como o acesso às TICs também não é disponível para muitos; portanto, a identificação pode ser uma tarefa complexa a depender da tecnologia utilizada. Nesse sentido:

- Mesmo em uma videochamada, reserve-se o direito de, em caso de dúvida, pedir ao interlocutor a apresentação de um documento com foto.
- Em todos os casos, o prontuário sempre será a melhor ferramenta de identificação, pois é possível solicitar que o interlocutor forneça dados para serem comparados com os contidos no prontuário (**e nunca o contrário**).
- Caso não haja meios para a identificação e não se trate de uma emergência, limite-se ao fornecimento de orientações de prevenção ou informações gerais não personalizadas ou interrompa o atendimento e o retome quando todas as condições técnicas estiverem presentes.
- Sempre considere que o receptor pode estar com suas notificações de tela ativadas ou outra pessoa pode estar de posse de seu dispositivo; portanto, **não envie dados pessoais sensíveis (como resultados de exame) por meios assíncronos a não ser de forma criptografada e chaveados por senha**. Do mesmo modo, sempre avise antes e aguarde confirmação de privacidade para enviar qualquer informação.
- Lembre-se de que os conteúdos de *e-mails* de destinatários corporativos não são privativos e podem ser abertos por superiores hierárquicos e que *e-mails* pessoais podem estar compartilhados com familiares ou pessoas próximas.
- Caso a pessoa atendida queira permitir que um terceiro discuta seus dados sensíveis a distância, uma alternativa é registrar uma senha em prontuário, que será fornecida para outrem quando for de seu desejo autorizar o acesso às suas informações clínicas. Aconselha-se que essa senha tenha um prazo de validade e que fique registrado o nome das pessoas que poderão vir a utilizá-la como forma de aumentar a segurança.

Além da privacidade da pessoa atendida, preserve a sua privacidade

Não misture a vida pessoal virtual com a vida profissional virtual. Se possível, use tanto telefones fixos como computadores e dispositivos móveis corporativos para realizar atendimentos remotos.

No caso de equipamentos pessoais, uma opção é ter dispositivos separados para a vida pessoal e profissional. Caso isso não seja possível, uma opção é usar *chips* separados.

Outras possibilidades são utilizar a versão pessoal e a versão profissional de alguns aplicativos ou usar aplicativos de duplicação. Isso permite configurações mais rígidas de segurança para os dados profissionais, inclusive bloqueando a opção de salvar mídias recebidas na galeria do dispositivo.

ESTÉTICA

Primordialmente, deve haver conexão. A insuficiência de conexão contraindica o atendimento remoto. Se possível, tenha à mão um acesso rápido para suporte local ou remoto, caso seja necessário resolver problemas técnicos durante a consulta, de preferência com protocolos de suporte predefinidos.

ESPAÇO FÍSICO

É preciso ter em mente que um atendimento remoto ocorre em um espaço compartilhado, uma sala que é formada por uma mescla tanto dos sons ambientais (no caso de contato por som) como dos ângulos e campos de visão do provedor e da pessoa atendida (no caso de contato por som e vídeo). O provedor tem governabilidade sobre o seu espaço, que deve estar previamente organizado, e, se necessário, deve solicitar adequações para o interlocutor em relação ao espaço dele. Da mesma maneira, a apresentação pessoal (que inclui roupas e acessórios estéticos e de identificação) deve ser a geralmente utilizada em consulta.

A privacidade (para ambos) é o primeiro ponto a ser considerado. Certifique-se de que somente as pessoas necessárias para o atendimento estejam presentes no espaço compartilhado. Tanto a captação de ruídos de ambientes inconvenientes como a emissão de informações sonoras para além das pessoas envolvidas na interação devem ser evitadas. O mesmo vale para as informações visuais. Devem ser usados espaços tranquilos e com bom isolamento acústico, o que pode ser incrementado pelo volume adequado de caixas de som ou pelo uso de fones de ouvido. Janelas devem estar fechadas e de preferência cobertas por cortinas. Portas de acesso devem estar fechadas, mas não trancadas (no caso da pessoa atendida), e, idealmente, sinalizadas no lado externo, informando que há uma consulta em andamento, para evitar interrupções. Aparelhos eletrônicos não relacionados ao atendimento (em especial telefones celulares) devem estar desligados ou silenciados.

FUNDO

As paredes visíveis devem ser lisas, com cores claras (branco, azul ou cinza), desprovidas de adornos que distraiam a atenção ou provoquem reações negativas na pessoa atendida, sejam de opressão (excesso de títulos ou livros) ou de aversão (lembrar que gosto estético é uma questão pessoal). Se necessário, pode ser utilizado um pano de fundo físico ou virtual. Portas, mesmo fechadas, no campo de visão da pessoa atendida produzem uma sensação desagradável e inconsciente de que, a qualquer momento, o profissional poderá se retirar da consulta.[70]

LUZ

Deve-se evitar luz solar incidindo diretamente sobre os interlocutores ou sobre as câmeras, o que pode ocasionar problemas de contraste. Por isso, devem-se usar barreiras, como cortinas, se necessário. A iluminação deve ser difusa, de preferência acima da câmera, e incidir na diagonal em relação ao rosto do profissional de saúde. Sombras podem ser evitadas com o uso de mais de uma fonte de iluminação.

ÂNGULO E CAMPO DE VISÃO

O ângulo e o campo de visão devem permitir o contato visual entre os interlocutores. Câmeras posicionadas logo acima do rosto do interlocutor facilitam isso. É de bom tom não ter ou não deixar visível uma mesa separando os interlocutores, para não representar uma barreira entre o profissional e a pessoa atendida e permitir que o médico a visualize totalmente para fins de avaliação e diagnóstico. Em uma videochamada, o espaço de comunicação fica limitado ao alcance da câmera, impedindo, na maioria das vezes, a observação completa do corpo de ambos, limitando, assim, o espaço pessoal e desafiando a leitura da comunicação não verbal.

Em um consultório, é possível ajustar a posição da cadeira e definir a distância entre os interlocutores. Entretanto, em uma videochamada, a outra pessoa pode se posicionar de uma forma próxima demais, principalmente se a distância da tela é inadequada, exibindo apenas o seu rosto.

Um estudo realizado na Universidade de Stanford mostrou que quando as pessoas são expostas a grandes rostos virtuais, elas se retraem fisicamente.[71] Assim, a manutenção de uma distância visualmente agradável do dispositivo utilizado para a consulta remota é fundamental para um atendimento de qualidade. Desse modo, distâncias da câmera menores do que 30 cm devem ser evitadas (não segurar o dispositivo nas mãos durante a consulta). Deve-se preferir distâncias em torno de 60 cm ou o suficiente para manter o tronco completamente visível, bem como os movimentos de braços e mãos para facilitar a comunicação não verbal.[72-74]

ESPAÇO VIRTUAL (ÁREA DE TRABALHO)

As pessoas não estão acostumadas a processar múltiplas informações realizando múltiplas tarefas. Como é preciso ativar e desativar certas partes do cérebro para realizar diferentes tipos de trabalho, a alternância de tarefas pode custar até 40% de seu tempo produtivo.[75] Pesquisadores da Universidade de Stanford descobriram que pessoas que realizam multitarefas de mídia mais pesadas (grande volume de informação em vários formatos e de diferentes fontes ao mesmo tempo) em geral exibem pior desempenho em vários domínios cognitivos.[76]

Durante uma videochamada, principalmente se a ferramenta utilizada para a realização da consulta remota for o computador, além dos aplicativos necessários ao atendimento, é preciso evitar os diferentes estímulos que são apresentados diante de uma tela e que podem atrapalhar a atenção do profissional no atendimento, como outras abas abertas no mesmo navegador, versão *web* de aplicativos de mensagens, a sua própria imagem, entre outras possibilidades. Além disso, outros fatores, como a velocidade de conexão e a qualidade da imagem recebida, são distrações que podem interferir no processo de consulta de forma inesperada.

É aconselhável usar duas telas, uma para visualizar a pessoa atendida (posicionada de modo a favorecer o contato visual) e outra para as ferramentas de trabalho. Se isso não for possível, particionar a tela em várias janelas é uma opção, sempre mantendo a janela da pessoa atendida o mais próximo possível da câmera (a maioria dos dispositivos móveis também permite ao menos duas janelas). Mantenha tudo no modo silencioso, sem abas extras e com atenção redobrada se for necessário compartilhar a tela (especial cuidado com notificações nesse caso).

Além do contato com a pessoa, a área de trabalho deve acomodar:

- Formas de contato rápido em casos de urgência e emergência.
- Relógio.
- Prontuário da pessoa.
- Material clínico de acesso rápido (preferencialmente sumários clínicos).
- Aplicativos de conciliação medicamentosa e de avaliação de exames complementares.
- Aplicativos de encaminhamento para outros níveis de atenção.
- Aplicativos de solicitação de telediagnóstico e de suporte assistencial (consultoria assíncrona e síncrona a outros profissionais).
- Calculadoras e escores clínicos.

Todo e qualquer aplicativo não relacionado ao atendimento, bem como notificações de tela, devem estar desabilitados.

ETIQUETA

O fato de a consulta remota ser uma modalidade nova na prática da saúde no Brasil pode gerar desconforto aos profissionais de saúde, uma vez que exige não apenas treinamento e conhecimento específico, mas também suporte e domínio tecnológico adequado.

O ambiente de consulta virtual pode ser cansativo e ocasionar uma síndrome que vem sendo reconhecida como *Zoom fatigue* (ou fadiga do Zoom©, popular aplicativo de videochamadas).[77] Dessa forma, recomenda-se intercalar atendimentos a distância e presenciais no mesmo turno de trabalho em vez de utilizar uma carga horária prolongada apenas para consultas remotas. Fazer pequenos intervalos entre um atendimento e outro permite relaxar os olhos, o corpo e a mente. Outra possibilidade é avaliar quando uma videochamada de fato é necessária: substituí-la por chamada de voz em situações mais pontuais, como a orientação de uma prescrição, análise de exames ou monitoramento de informações específicas que não requerem recursos visuais, por exemplo, pode ser um recurso para combater a fadiga a que o virtualista está sujeito.

A adaptação ao atendimento a distância não se resume apenas a um passo a passo de como aproximar profissional e paciente conectados via internet, telefone e/ou demais mídias. É fundamental que haja entendimento de que a consulta remota é uma prática nova também para a maior parte das pessoas que ocupam a posição de pacientes agora no contexto brasileiro.

Em um atendimento remoto, tanto provedor quanto paciente estão inseridos em um ambiente que exige habilidades de comunicação diferentes de um atendimento presencial e que podem gerar inseguranças. Diante disso, é importante ter em mente que esse processo provavelmente será mais difícil para o paciente do que para o provedor.

Em interações presenciais, 55% da informação transmitida entre os interlocutores se dá pela linguagem corporal e pelas expressões faciais, 38% pelo tom ou inflexão da voz e apenas 7% pelo conteúdo verbalizado.[18] Em uma comunicação por voz, 84% da informação será transmitida pelo tom ou inflexão da voz, e os outros 16% pelo conteúdo verbalizado, o que faz a linguagem usada ser um pouco mais formal.[18] Em um ambiente virtual restrito à visualização da face e do tronco em uma videochamada, ou apenas à comunicação verbal em uma ligação telefônica, ou à interpretação de texto em uma troca de mensagens, o treinamento da comunicação verbal (como dicção, entonação, tom de voz e ritmo de diálogo) ganha foco, bem como da comunicação não verbal facial (expressões, sorriso, contato visual) e de uma escrita formal e objetiva. Portanto, são pontos importantes a maneira de escrever, falar, olhar, movimentar-se e operar equipamentos e aplicativos durante uma consulta remota.

REDAÇÃO

É preciso sempre ter como alicerce que o padrão-ouro da consulta é a comunicação face a face com o paciente,[78] de modo a permitir o exame físico sempre que necessário. Para chegar o mais próximo possível desse padrão, é necessário cercar-se de alguns cuidados fundamentais que objetivam mitigar a falta de informação associada à comunicação por texto. Em primeiro lugar, deve-se ter claro que dados de identificação, bem como outros dados sensíveis de pacientes,* não devem ser compartilhados por mensagens de texto. Os textos serão sempre redigidos seguindo o padrão culto da norma da língua portuguesa, não devendo ser usados *emoticons*, evitando-se também sentimentos de raiva, frustração ou sarcasmo nas mensagens. Deve-se ter a clareza como principal foco da comunicação, não utilizar abreviaturas e estar sempre atento às alterações geradas pelos corretores automáticos.

Além da importância destacada ao conteúdo da mensagem de texto, é preciso estar atento aos limites da comunicação textual: perguntas enviadas por pessoas que demandem maior detalhamento na explicação, ocasionando longas mensagens, devem ser respondidas preferencialmente de forma síncrona – conforme a sensibilidade do conteúdo a ser abordado, deve-se dar preferência a uma consulta presencial ou uma chamada por vídeo ou voz.

CONTATO VISUAL

O contato visual é uma das habilidades de comunicação mais importantes: significa troca mútua de atenção e fortalece o vínculo entre os comunicantes.[71] Em uma consulta remota, o contato visual pode ser emulado quando o provedor olha direto para a câmera do seu dispositivo, fazendo a pessoa atendida ter a impressão de estar recebendo seu contato visual direto. Entretanto, enquanto o provedor olha para a câmera, perde o foco do olhar do paciente. O inverso também é verdadeiro: quando o provedor olha para os olhos na tela focando na pessoa, ela perde o seu contato visual. Posicionar

---

* Lei Geral de Proteção de Dados, art. 5º, inciso II: dados pessoais sensíveis ("dado pessoal sobre origem racial ou étnica, convicção religiosa, opinião política, filiação a sindicato ou a organização de caráter religioso, filosófico ou político, dado referente à saúde ou à vida sexual, dado genético ou biométrico, quando vinculado a uma pessoa natural").[68]

a imagem do paciente logo abaixo da própria câmera e não ficar próximo demais dela mimetiza a sensação de contato visual, ao mesmo tempo que permite a observação da imagem do paciente. Da mesma maneira, o campo e o ângulo de visão que a pessoa atendida terá do profissional devem ser ajustados antes do início da consulta.

O contato visual não deve ser fixo nem ininterrupto. Um experimento na Universidade de Stanford avaliou os efeitos de um contato visual constante, sem interrupções, na interlocução entre professores e alunos, e, por mais que os alunos prestassem mais atenção aos professores com a estratégia de contato visual constante, houve relato de desconforto.[71] Assim, intercalar entre olhar a câmera enquanto fala e a tela enquanto se ouve é uma habilidade a ser desenvolvida para a consulta remota. Mais importante que o contato visual direto é a possibilidade de as expressões faciais de cada interlocutor estarem visíveis. Para evitar frustrações durante o processo, caso seja necessário desviar o olhar ou o rosto, avisar o paciente antecipando os movimentos pode transmitir segurança.[78]

Em uma videochamada, para algumas pessoas, a presença da câmera pode passar a ideia de vigilância, causando desconforto, pressionando os interlocutores a serem performativos e facilitando comportamentos defensivos que podem aumentar o estresse e dificultar a comunicação. Assim, durante uma videochamada, a pessoa atendida deve ser tranquilizada quanto ao processo no início da consulta.

ORATÓRIA

Em conexões de vídeo, confirme se o interlocutor está tendo recepção de som e de imagem ("Você está me vendo?", "Você me ouve bem?"). No final da chamada por voz ou por vídeo, avise de modo claro que vai encerrar a consulta. O ambiente virtual, por ter a cultura de ser imediato, além de ser restrito ao espaço da tela (ou ao som da voz) e sujeito a falhas de conexão, pode deformar o curso normal de diálogo, reduzindo os espaços de silêncio, fundamentais em uma boa anamnese. Um silêncio prolongado, sem contato visual ou sem linguagem corporal visível, pode ser interpretado como falta de atenção ao diálogo.

Em um estudo alemão, foram analisados atrasos nos sistemas de telefone ou conferência de apenas um ou dois segundos, concluindo-se que nessas situações as pessoas percebiam o atendente como menos amigável ou focado.[79] Dessa forma, enquanto a pessoa atendida fala durante uma consulta remota por voz, é importante acompanhar o seu raciocínio com confirmações, assim como em uma anamnese presencial, como "entendi" e "ok". Em uma videochamada, pode-se usar a linguagem não verbal para sinalizar concordância com movimentos da cabeça e das mãos ou com expressões faciais de confirmação.

É importante informar à pessoa atendida que anotações estão sendo realizadas para explicar o som da digitação durante o atendimento, bem como o desvio do olhar para outro ponto que não seja a câmera quando realizadas videochamadas.[9] Em interações assíncronas, evite o envio de mensagens de voz, que exigem uma privacidade e um tempo que talvez não estejam disponíveis a ela, gerando desconforto ou exposição.[9] Nesses casos, prefira o envio de texto, resguardadas as observações da seção Redação.[9]

ACESSIBILIDADE

> Para as pessoas sem deficiência, a tecnologia torna as coisas mais fáceis. Para as pessoas com deficiência, a tecnologia torna as coisas possíveis.[80]

O mais importante a se fazer é perguntar como as pessoas querem se comunicar e depois ajudar a facilitar isso.[81] Acima de tudo, a acessibilidade deve ser garantida por meio de atitudes. Na prática, isso significa ações como ouvir de forma atenta, dirigir a palavra, a atenção e o olhar para a pessoa que está sendo atendida, independentemente do uso de intérpretes ou de camadas de tecnologia.[81] A competência para estabelecer uma comunicação eficiente deve incluir os aspectos da comunicação não verbal e habilidades de perceber e decodificar a mensagem transmitida pela pessoa.[81]

Um dos fatores que mais interferem na qualidade e adequação da assistência prestada pelos profissionais de saúde à população surda, por exemplo, é a não consciência de quem é a pessoa surda em associação com a inabilidade para uma comunicação não verbal. Relatos de pessoas surdas exemplificam a complexidade da comunicação: "O médico escreve a hora que tem que tomar remédio; isso é fácil. Difícil é entender as explicações da doença, para que serve o remédio".

O acompanhamento por intérpretes, o conhecimento em língua de sinais ou outros esforços para melhorar a comunicação, como uso de figuras, desenhos e expressões não verbais, melhoram a qualidade da assistência à saúde.*

Conforme a Lei Brasileira de Inclusão,** são considerados formatos acessíveis os arquivos digitais que possam ser reconhecidos e acessados por *softwares* leitores de telas, leitura com voz sintetizada, ampliação de caracteres, diferentes contrastes e impressão em Braille. Considera-se comunicação a forma de interação dos cidadãos, incluindo Língua Brasileira de Sinais (Libras), visualização de textos, Braille, sistema de sinalização ou de comunicação tátil, caracteres ampliados, dispositivos multimídia, assim como a linguagem simples, escrita e oral, sistemas auditivos e meios de voz digitalizados e modos, meios e formatos aumentativos e alternativos de comunicação.

O conceito de tecnologia assistiva consiste em recursos e serviços que visam facilitar o desenvolvimento de atividades diárias por pessoas com deficiência, procurando aumentar as capacidades funcionais e, assim, promover a independência e a autonomia particular de quem as utiliza. Entre as tecnologias mais usadas está o leitor de tela,*** que é definido pelo Modelo de Acessibilidade em Governo Eletrônico (eMAG) como um *software* empregado principalmente por pessoas cegas, que fornece informações por meio de síntese de voz sobre os elementos exibidos na tela do computador. Para

---

* A Pesquisa Nacional de Saúde (PNS), realizada em 2013, produziu estimativas a respeito de quatro tipos de deficiências no Brasil: intelectual, física, auditiva e visual. Os resultados mostram que 7,2% da população de 14 anos de idade ou mais tinha pelo menos uma dessas quatro deficiências. Em relação à audição, 1,3% das pessoas de 14 anos ou mais declararam ter deficiência. Considerando as deficiências investigadas pela pesquisa, a visual foi a mais frequente para as pessoas de 14 anos ou mais (4,3%).[82]

** A Lei Brasileira de Inclusão da Pessoa com Deficiência, nº 13.146/2015, torna obrigatória a acessibilidade nos sítios da internet mantidos por empresas com sede ou representação comercial no País ou por órgãos de governo para uso da pessoa com deficiência, garantindo-lhe acesso às informações disponíveis, conforme as melhores práticas e diretrizes de acessibilidade adotadas internacionalmente.[83]

*** Microsoft© Narrator, VoiceOver (Apple©), Text-to-Speech (Google©) são exemplos conhecidos.

navegar utilizando um leitor de tela, o usuário emprega comandos pelo teclado e solicita ao programa que fale ou faça *display* de uma palavra, para serem faladas em voz quase humana, ou enviadas ao Display Braille, para que mostre o conteúdo em alto relevo.[84] No dia a dia do atendimento, para garantir inclusão e acesso, pode-se lançar mão da mais diversa gama de atitudes, produtos, plataformas, tecnologias e serviços.*

Para a população cega, atualmente pode ser uma alternativa factível emitir orientações em arquivos no formato textual, que é um formato que se adapta a diversos leitores de tela, para que se faça a leitura com a ajuda dessa tecnologia. Outra opção é contratar profissionais audiodescritores. Para pessoas surdas, podem-se utilizar aplicativos com uso de inteligência artificial, como Hand Talk©, ou contratar profissionais intérpretes de Libras. Além disso, considerando as diferenças de construções frasais entre o português e a Libras, existem tradutores que convertem texto em português para texto em Libras.

Recomenda-se perguntar à pessoa atendida, familiar ou cuidador qual a melhor maneira de promover uma boa experiência de consulta remota, questionando se já existe familiaridade com alguma tecnologia em específico e ouvir as possíveis dúvidas. Sempre se devem utilizar as diversas formas de comunicação para se entender e se fazer entendido. E o essencial: deve-se direcionar a atenção à pessoa, independentemente de limitações funcionais.

---

* Em 2020, foi indexado o termo *universal design* no vocabulário Medical Subject Headings (MeSH). O conceito de desenho universal se aplica tanto a serviços quanto a produtos e significa uma metodologia de projeto para ser usada por todos, na sua máxima extensão possível, sem necessidade de adaptação ou projeto especializado.

Capítulo 4

GESTÃO DA CLÍNICA HÍBRIDA

A gestão da agenda dos profissionais de saúde deverá ser, daqui por diante, cada vez mais "híbrida", pois as mudanças impostas pelo novo cenário pós-pandemia de SARS-CoV-2 exigem uma adaptação constante a essa "nova normalidade".[85]

Mesmo antes da pandemia, um dos desafios da gestão da clínica sempre foi aliar consultas agendadas, demanda espontânea, atendimentos domiciliares, pequenos procedimentos cirúrgicos e questões administrativas.

De forma semelhante ao modelo de ensino híbrido,[86] uma agenda híbrida deve dispor atividades presenciais e a distância, bem como síncronas e assíncronas, com flexibilidade entre as diversas demandas e dentro de um fluxo de atendimento intuitivo e otimizado.

ATENDIMENTO REMOTO E PRESENCIAL: NOVO MODELO DE ASSISTÊNCIA

Para fins legais, o trabalho presencial e a distância são considerados equivalentes no Brasil desde 2011.[87] A experiência positiva do *home office* na sociedade acelerou um processo de modificação da forma de trabalho que vinha sendo implementado por diferentes áreas do conhecimento. A ampliação para outras áreas, que não apenas as tecnológicas, foi executada em termos práticos devido à pandemia da covid-19.

O equilíbrio entre *home office*, qualidade de vida e produtividade deve ser alcançado de maneira que os profissionais apresentem satisfação e que os consumidores ou, no caso da saúde, a população tenha seus objetivos e necessidades atendidos.

A construção de um processo de trabalho que integre diferentes formas de atendimento, ou seja, uma agenda híbrida com disponibilidade de ações voltadas para assistência remota e outros períodos disponibilizados para atendimento presencial, é a próxima ação a ser executada. O grande desafio será encontrar o ponto de equilíbrio que permita o atendimento e o acesso digital e presencial.

ORGANIZAÇÃO DO ACESSO

A escolha e a determinação da configuração do número e da modalidade de atendimento que será realizada pelos diferentes profissionais de saúde são um desafio. Adaptar a oferta de consultas e procedimentos às necessidades e demandas de cada local representa o equilíbrio efetivo dos recursos humanos e físicos (Figura 4.1).

SALA DE ESPERA VIRTUAL

A sala de espera virtual é um ambiente disponibilizado para que as pessoas solicitem atendimentos, documentos como laudos e receitas ou sinalizem que estão com dúvidas em relação ao tratamento ou ao diagnóstico. O objetivo é identificar a demanda em espera e categorizar as diferentes situações. Tal ambiente pode prestar atendimento em tempo real, porém esse não é o objetivo prioritário.

A vantagem de disponibilizar uma sala de espera virtual está relacionada à identificação das pessoas que aguardam atendimentos e à classificação das demandas em espera, seja no ambiente público ou privado. A real dimensão permite organizar a disponibilidade de recursos para prestar uma assistência com qualidade ou elaborar estratégias para classificar situações prioritárias, que possam apresentar dano à saúde devido à espera prolongada. A sala de

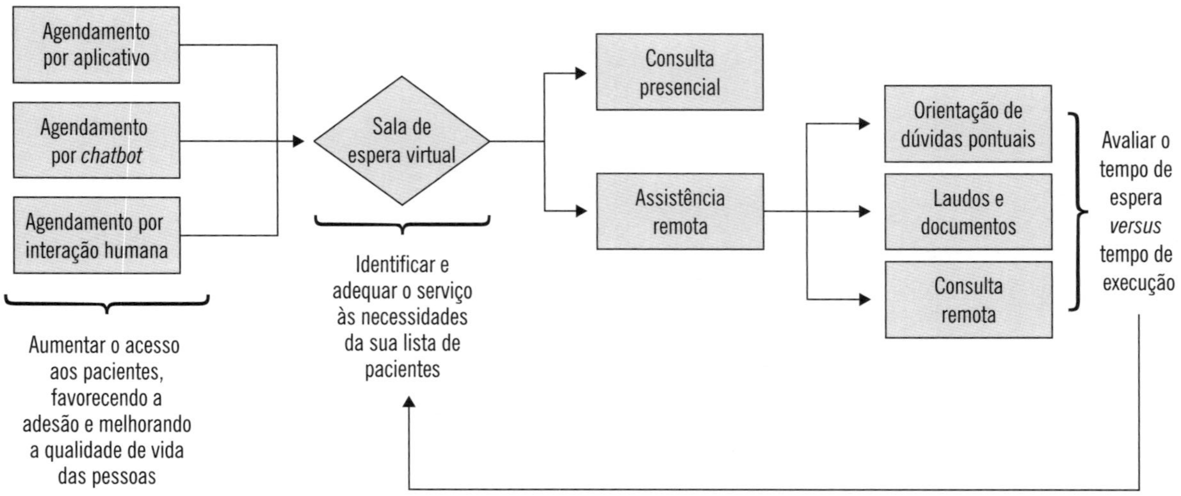

> **FIGURA 4.1**
Assistência remota e presencial.

espera virtual serve ainda para sanar dúvidas ou disponibilizar documentos que apresentem soluções simples e rápidas.

A desvantagem é a necessidade de rearranjo da dinâmica e do processo de trabalho. A disponibilização da sala de espera virtual permite que se organize a remuneração de atividades profissionais que frequentemente não são reconhecidas como atendimentos, mesmo quando existem reavaliação, impressão e prescrição.

A disponibilização de horários para consultas remotas deve ser adaptada para a realidade local. Em períodos de pandemia, como o do ano de 2020, é fundamental avaliar caso a caso a real necessidade de comparecimento ao serviço de saúde, buscando-se ter o máximo possível de contatos na modalidade remota ($\geq 2/3$ dos atendimentos). Tal medida otimiza o processo de manutenção do distanciamento social dos grupos de maior risco (idosos e pessoas com doenças crônicas).

O agendamento, além do modo presencial, pode ser suprido por telefone e por canais assíncronos, como WhatsApp© e outras ferramentas de mensagem, inclusive com apoio de *chatbots*. O telefone e as mensagens de texto devem ser utilizados de maneira padronizada e sistematizada na abordagem das pessoas, avaliando a urgência e a necessidade de avaliação por profissional de saúde em cada contato com o serviço de saúde. Para entender como podem ser adaptados para o formato híbrido, é importante definir quais são os principais modelos de agendamento relatados na literatura.

MODELOS DE AGENDAMENTO

Os modelos de agendamento costumam ser avaliados e descritos na literatura a partir da perspectiva da APS. No cenário brasileiro, esses modelos podem ser extrapolados para as agendas de clínicas privadas ou níveis secundário e terciário que realizam agendamento das suas consultas independentemente da referência ou regulação ambulatorial.

1. **Modelo tradicional ("Faça o trabalho do mês passado hoje")**: esse modelo é utilizado em diversos serviços de saúde, sobretudo em clínicas e consultórios privados; a agenda em geral se encontra totalmente

preenchida em períodos de tempo variáveis, de acordo com o modelo de organização, podendo ser uma semana, 15 dias ou até vários meses; isso pode ocasionar a sobrecarga do profissional em razão dos inúmeros imprevistos, atendimentos de urgência e demandas espontâneas; devido ao tempo que pode existir entre a necessidade de atendimento e o atendimento, o absenteísmo torna-se comum;

❷ **Sistema com vagas ("Faça parte do trabalho de hoje hoje")**: nesse modelo, os profissionais de saúde organizam a sua agenda de forma a reservar horários para demanda espontânea e outros para consulta com agendamento prévio; o objetivo é reduzir a pressão assistencial de turnos completamente preenchidos; em geral, essas agendas têm de 30 a 50% de horários vagos para esse tipo de demanda, sendo o restante previamente agendado (semanal, quinzenal, mensal, etc.);

❸ **Acesso avançado ("Faça o trabalho de hoje hoje")**: modelo de atendimento em que as consultas são agendadas entre 24 e 48 horas após a procura por atendimento; essa organização permite que as demandas das pessoas sejam atendidas à medida que elas reconhecem as suas necessidades; nesse processo, a pessoa atendida apresenta maior autonomia e deve ser educada para organizar os seus atendimentos eletivos, como os *check-ups* dentro da sua rotina, e pressupõe-se que os profissionais de saúde façam intervenções oportunas para rastreamento ou convites ativos por meio da organização de listas de pessoas cobertas; para isso, é necessário que entre 65 e 75% das consultas disponibilizadas na agenda estejam completamente abertas; aquelas agendadas com antecedência são casos específicos que necessitam de seguimento próximo e preestabelecido, tais como reavaliação de puericultura, pós-operatório ou resposta a intervenção medicamentosa, assim como as pessoas que não conseguiram o atendimento buscado nas últimas 48 a 72 horas.[88-90]

AGENDA HÍBRIDA

A elaboração de uma agenda híbrida deve ser um processo continuado e progressivo que adapta a disponibilidade de horários à demanda real de cada profissional, considerando as particularidades de cada especialidade ou nível de atenção. É importante considerar que algumas situações demandam pouco tempo do profissional e apresentam alto impacto no retorno do cuidado. Da mesma forma, outras condições necessitam de um investimento de tempo maior e podem representar um retorno menor ou tempo de espera que não prejudica o acompanhamento das pessoas. Observar essas características de investimento de tempo do profissional, em associação com o impacto do efeito na população atendida e o prejuízo da espera, são os fatores que devem ser avaliados para a indicação precisa de atendimento.

Considerando o ambiente público ou privado, é frequente a composição de equipes interdisciplinares, com consultórios próximos ou na mesma clínica, que realizem atendimento conjunto ou coordenado para determinadas condições de saúde. Grupos profissionais que façam acompanhamento integral de determinadas populações, seja devido à prática de medicina preventiva ou de APS, seja devido ao acompanhamento de pessoas com dor crônica, diabetes, doenças oncológicas ou alterações do desenvolvimento infantil, devem ter a agenda adaptada ao número de profissionais disponíveis. A agenda também deverá ser adaptada às diferentes profissões e disponibilidade de recursos tecnológicos, síncrono ou assíncrono, por texto, voz, vídeo e/ou mídias combinadas, além do registro. Dessa maneira, sistematizam-se diferentes formatos de agenda. Geralmente, em virtude das limitações de acesso a TICs por parte da população, mesmo em cenários mais privilegiados,* o cuidado integral das pessoas com equipe interdisciplinar pode se organizar em diferentes formatos.

AGENDA HÍBRIDA SIMPLIFICADA (AHS)

Essa agenda é o modelo possível para grupos de profissionais com baixa incorporação tecnológica, ou seja, pode apresentar linhas ou ramais telefônicos limitados, acesso à internet restrito ou com instabilidade de rede, prontuário eletrônico *off-line* ou prontuário em papel e ausência de suporte de equipe permanente de TIC. Os recursos humanos podem ser dos mais variados, mas frequentemente são grupos menores com não mais que dois ou três profissionais que atuam em conjunto.

---

* Ou em contextos rurais, onde a distância já é a regra.[91]

Essa agenda permite a consulta remota via contato telefônico e a estruturação do atendimento da população conforme organização da equipe. Esse modelo pode estar disponível em locais remotos, em situações nas quais os profissionais estão disponíveis apenas em alguns turnos, quando se deslocam para região ou município, ou em regiões mais periféricas de grandes metrópoles.

Unidades de saúde que apresentem uma composição mínima, com médico e enfermeiro, com ou sem técnicos de enfermagem ou agentes comunitários de saúde, também podem se beneficiar desse tipo de agenda. A formatação do serviço para a modalidade remota pode ser um desafio. Nesses casos, as formas de comunicação mais viáveis são por texto (SMS, *e-mail*) e voz (telefone). Mesmo assim, a marcação de consultas, a triagem e a consulta remota podem dar respostas bastante satisfatórias.

AGENDA HÍBRIDA PADRÃO (AHP)

Esse é o modelo para grupos profissionais mais diversificados e com acesso a recursos tecnológicos mais densos: múltiplas linhas telefônicas, internet estável e com banda larga, pontos de acesso para as equipes clínica e administrativa, prontuário eletrônico e suporte de TIC permanente. O grande diferencial é a possibilidade de atividades síncronas com utilização de vídeo.

Nesse contexto, a disponibilidade do recurso visual síncrono na avaliação das pessoas permite uma interação fluida e mais resolutiva. O acompanhamento de indivíduos específicos pode ser otimizado por meio das avaliações entre os diferentes profissionais e registro em prontuário eletrônico atualizado em tempo real. O cuidado é amplificado, longitudinal e integral.

AGENDA HÍBRIDA AVANÇADA (AHA)

A agenda avançada é o cenário que associa grupos profissionais interdisciplinares com recursos de TIC avançados. Os agendamentos e as orientações são facilitados por diferentes recursos, como *chatbots* e aprendizado de máquina – inteligência artificial (IA) –, permitindo aumentar a agilidade e a qualidade tanto do agendamento quanto do atendimento. Além disso, instrumentos com boa modelagem permitem que a relação entre demanda e oferta seja otimizada e diminua o desperdício de recursos humanos.

A comunicação por vídeo pode apresentar valor agregado se diferentes ferramentas forem disponibilizadas, tanto para as pessoas atendidas quanto para os profissionais de saúde, desde aplicativos capazes de avaliar oximetria por *smartphones*, permitindo automonitoramento *on-line*, até uma sala de telepresença e exame físico assistido. O ideal seriam prontuários *on-line*, em tempo real, com interoperabilidade entre os diferentes sistemas informatizados dos níveis de atenção e as salas de exames presenciais. Esse formato pode estar disponível em diferentes níveis de cuidado ou ainda ser capaz de integrar esses níveis, por meio da transição do cuidado, da disponibilidade de grupos virtuais de apoio e *rounds on-line* e consultorias.

O Quadro 4.1 resume os formatos de agenda híbrida.

APROPRIAÇÃO TECNOLÓGICA PELAS REDES DE ATENÇÃO À SAÚDE

A necessidade de aumento da densidade tecnológica como forma de aumentar o acesso, a equidade e a efetividade é um dos desafios das redes e dos sistemas de saúde.[65,92,93] Em redes de atenção à saúde, a telessaúde possibilita múltiplas formas de integração vertical e horizontal entre serviços e níveis de atenção à saúde. Na seção Espaço físico, foi descrito que os atendimentos remotos ocorrem em um espaço compartilhado formado por uma mescla de sons, ângulos e campos de visão, bem como de recursos adicionais de comunicação disponíveis em cada um dos pontos envolvidos no contato. Além das possibilidades de integração, nesse compartilhamento de recursos, com algum grau de deslocamento físico (porém minimizado) de pacientes, está contido também um potencial de redução, tanto da exclusão digital quanto da iniquidade na fluência digital. Isso é possível no momento em que um paciente usa a infraestrutura de comunicação de uma unidade de atenção básica próxima ao seu domicílio como suporte para uma consulta remota com um profissional que está em um ambulatório ou em um hospital. Considerando o contexto descrito nos itens da presente seção, é possível sintetizar os cenários e ações possíveis pela mesclagem de espaços, inclusive considerando a interação síncrona (em que todos estão remotos entre si) de um paciente com mais de um profissional, assim como entre profissionais sem a presença do paciente, ou seja, possibilidades multiprofissionais, multidirecionais e multidimensionais, como demonstrado no Quadro 4.2.

QUADRO 4.1 > FORMATOS DE AGENDA HÍBRIDA

Formato	Recursos humanos	Acesso à tecnologia	Prontuário	Assistência remota*	Usos
Simplificado	Individual ou grupo interdisciplinar reduzido	Limitado	Físico ou eletrônico off-line	Mensagens de texto, imagem, vídeo ou voz Consulta síncrona por ligação telefônica Avaliação clínica limitada aos meios de comunicação disponíveis	Agendamento Atendimento Monitoramento
Padrão	Grupo interdisciplinar	Parcial	Eletrônico on-line para todos os profissionais	Consulta síncrona por videoconferência Avaliação clínica com autoexame físico assistido ou exame físico apoiado	Agendamento Atendimento Monitoramento
Avançado	Grupo interdisciplinar	Avançado	Eletrônico on-line com interoperabilidade para outros sistemas	Triagem por chatbot Consulta síncrona por videoconferência ou telepresença Avaliação clínica ampliada por possibilidade de acesso a sensores remotos	Agendamento Atendimento Monitoramento

* As possibilidades são cumulativas em cada nível.

QUADRO 4.2 ▸ SÍNTESE DE CENÁRIOS POSSÍVEIS

Espaço físico do paciente	Tipo de ação&	Espaço físico do profissional
Próprio	Consulta remota	Próprio
APS	Consultoria e/ou discussão de caso* Consulta remota apoiada#	APS
Assistência ambulatorial	Substituição profissional§ Transição do cuidado$	Assistência ambulatorial
Assistência hospitalar	Avaliação diagnóstica Monitoramento	Assistência hospitalar

& Entre dois ou mais espaços.
* Entre profissionais de mesmo ou diferentes níveis de atenção.
# Por meio de profissional de saúde junto ao paciente.
§ Por necessidade incidental ou regular (p. ex.: atestado, férias).
$ Incluindo conciliação de medicamentos.

A liberação ético-legal da consulta remota permite um enorme leque bi ou multidirecional de possibilidades de otimização de recursos humanos, físicos e tecnológicos. Como demonstrado no Quadro 4.2, uma pessoa sem acesso ou fluência digital pode usar a infraestrutura de uma unidade básica de saúde (UBS) para receber uma consulta remota de um profissional ou especialista focal localizado em outro nível de atenção com apoio dos profissionais da UBS onde se encontra a pessoa, minimizando exposições e deslocamentos. Da mesma maneira, profissionais de um mesmo nível de atenção podem suprir remotamente a falta temporária ou permanente de profissionais no local onde a pessoa que está necessitando de atendimento se encontra. O mesmo é válido para a integração horizontal e vertical de recursos diagnósticos. Esse formato favorece a já consolidada consultoria entre profissionais, adicionalmente fortalecendo a transição do cuidado em ambos os sentidos, além de permitir ações de revisão e monitoramento.

Algumas dessas possibilidades já existiam antes da pandemia, como o canal telefônico 0800 644 6543 (TelessaúdeRS), que oferece suporte e apoio clínico aos profissionais de saúde por meio de consultorias para a APS de todo o País, e o Regula+Brasil, que fornece apoio aos complexos reguladores estaduais.*[94,95] Outras foram implementadas durante a pandemia, como o TeleSUS, pelo canal telefônico 136 (Ministério da Saúde: suporte aos pacientes, dúvidas e orientações em saúde), além de *chatbots* via *web* e WhatsApp©.[96]

---

* Com base na experiência seminal do projeto RegulaSUS (TelessaúdeRS-UFRGS), em operação no Rio Grande do Sul desde 2014.

Capítulo 5

CONSULTA REMOTA NA PRÁTICA

Com todos os impedimentos afastados, as questões éticas garantidas, os fluxos de trabalho preferencialmente definidos, a ambiência organizada e o profissional preparado, a consulta remota pode ser levada a cabo.

Pelo senso comum, o paciente ideal, para ser elegível para uma consulta remota, seria uma pessoa já conhecida pelo profissional de saúde e sem necessidade de exame físico. A seguir, será visto que as possibilidades já disponíveis e experimentadas extrapolam muito o senso comum. Como dito antes, uma consulta remota é uma consulta e, obrigatoriamente, deve ser registrada em prontuário. As próximas seções irão explorar as características específicas de uma consulta mediada por TICs.

AVALIAÇÃO CLÍNICA MEDIADA POR TICS

Escute seu paciente. Ele lhe dará o diagnóstico.*

A consulta remota permite uma interação entre o profissional e o paciente de modo ágil e acessível. Apesar de ser uma consulta, da mesma forma que

---

* Frase atribuída tanto a René Théophile Hyacinthe Laënnec, inventor do estetoscópio, como a *sir* William Osler.

a avaliação presencial, muitas dúvidas e estranhamentos iniciais podem dificultar a integração do mundo virtual na prática clínica.

Como já disse um sábio professor: "1) o paciente sempre tem razão; 2) o paciente sempre diz a verdade; 3) sempre é orgânico; 4) sempre duvide de si mesmo".[97] O mesmo professor também costuma citar outras três regras de suma importância: 1) escute seu paciente; 2) escute seu paciente; 3) escute seu paciente.[97]

A satisfação com a consulta e a efetividade de coleta da história podem ser comparáveis entre as modalidades presencial e a distância,[98-102] embora existam claras diferenças nas possibilidades de exame físico direto entre ambas (as quais estão pendendo de um lado ao outro com os avanços tecnológicos).

Alterando levemente a famosa frase de Fernando Pessoa*: "Navegar é preciso; viver não é preciso", poder-se-ia dizer: "Navegar virtualmente é preciso, por ser matematicamente baseado em zeros e uns; viver não é preciso, pois é humano". Independentemente do uso ou não de TICs como apoio à comunicação durante a consulta, a clínica é soberana sempre. Uma entrevista capaz de coletar uma boa história é a peça fundamental da relação profissional-paciente e, em inúmeros casos, capaz de definir a conduta, que não será alterada mesmo após o exame físico.

A aproximação que o contato físico e o calor humano transmitem em relação a segurança, conforto e acolhimento pode ser compensada pelo tom de voz, pela escuta qualificada e centrada na pessoa, pela paciência ou pelo interesse genuíno do profissional. Supervalorizar o toque talvez seja um equívoco, tanto quanto desvalorizá-lo. Existe farta e bem sedimentada literatura sobre a condução da anamnese em todos os níveis de atenção, e o Capítulo 3, Ética, estética e etiqueta, versa sobre as particularidades da interação profissional-paciente a distância.

Além disso, a anamnese a distância permite uma rara oportunidade, vivenciada apenas por aqueles profissionais que praticam com frequência a visita domiciliar: conhecer o ambiente da pessoa atendida. Com a permissão e a

---

* Poeta português que viveu de 1888 a 1935.

condução dela, a câmera de um dispositivo móvel pode mostrar desde os cômodos da casa até a geladeira, a despensa e os objetos de uso pessoal, que podem ajudar sobremaneira no raciocínio clínico e causal.

HABILIDADES DE COMUNICAÇÃO

Saber falar, saber escutar e saber deixar falar são habilidades de comunicação. A primeira envolve clareza e tom de voz para transmitir atitude, personalidade, caráter e confiança. Além disso, é importante evitar o prejulgamento do interlocutor ou do padrão dos sintomas, o que pode levar a anamnese para um caminho precipitado e errado. Saber falar também envolve a capacidade de pontuar as interrupções e redirecionamentos necessários para evitar a sobrecarga de informações, bem como para definir o encerramento da consulta.

Saber escutar e saber deixar falar, apesar de parecerem semelhantes, guardam características distintas. Escutar envolve concentração e atenção, o que, para o interlocutor, reflete em consideração, respeito e interesse. Deve-se tomar especial cuidado com distrações e a tendência de querer executar mais de uma tarefa durante a consulta em virtude do ambiente tecnológico. Deixar falar é uma habilidade que se transmite ao interlocutor por meio de gestos, expressões faciais e entonações de voz, que simbolizam autorização de fala, aceitação sem reprovação do conteúdo da fala e segurança.

O somatório dessas três habilidades permite ao profissional confirmar, parafrasear e resumir as informações recebidas.[18] Essas três etapas são importantes para evitar que qualquer problema técnico ou pessoal na comunicação produza um entendimento equivocado em uma das extremidades.[18]

A crença hegemônica de que o sucesso da relação profissional-paciente e da comunicação com o paciente é característica nata dos profissionais reforça a premissa de que não há necessidade de treinamento e avaliação das habilidades de comunicação. Entretanto, a consulta remota desnuda essa fragilidade técnica dos profissionais de saúde, permitindo que o aperfeiçoamento profissional na qualificação da relação profissional-paciente seja estimulado e que seja uma necessidade individual dos profissionais. Essa lacuna no conhecimento e na formação dos diferentes profissionais de saúde, evidenciada pela atuação ou desconforto com as ferramentas de telemedicina, proporciona um movimento gradual e progressivo na busca de recursos teóricos ou pedagógicos de formação que permitirão uma humanização maior e efetiva na atenção à saúde da população.

TÉCNICAS DE QUESTIONAMENTO

Como em uma consulta presencial, inicia-se uma consulta remota com questionamentos abertos e que permitam um tempo (pelo menos dois minutos) para a pessoa refletir e construir as respostas de forma mais adequada e sem interrupções. Utilizar uma abordagem centrada na pessoa é um método do encontro presencial perfeitamente factível de transposição para a consulta remota, pois se trata de uma cooperação entre profissional e pessoa atendida.[103-105] Um ótimo roteiro pode ser encontrado no trabalho de Wenceslau e colaboradores.[106]

A maioria das interações pode usar uma mistura de questões abertas ("Qual o motivo da consulta?"), fechadas ("Você teve febre?") e facilitadoras (as quais permitem uma de várias opções: "O sangue é vermelho-vivo, marrom ou vermelho-escuro?"). É preciso ter o cuidado de não confundir uma questão facilitadora com várias questões fechadas agrupadas, que acabem por produzir uma resposta ambígua ("Você teve dor de cabeça, vômitos ou febre?"). Também é importante perguntar se algum esclarecimento é necessário ou se há alguma dúvida, bem como certificar-se de que as decisões foram compartilhadas.[18]

ARMADILHAS COMUNS

A avaliação clínica, assim como qualquer contato humano, permite que algumas situações sejam interpretadas de forma inadequada. Para evitar tais situações, é importante desenvolver uma rotina sistemática de cuidados na avaliação.

A avaliação de um paciente por meio de um terceiro (*proxy*) pode ser necessária, mas só deve ser realizada se não houver alternativa. Os responsáveis pelo paciente devem passar informações objetivas. Sugere-se que os registros subjetivos ou de impressões fiquem descritos claramente no prontuário. Sempre que possível, faça uma verificação dupla da autenticidade do paciente, como, por exemplo, conferir a data de nascimento e o nome materno (ver subseção Certifique-se da identidade do interlocutor e do receptor). Em relação à narrativa da pessoa ou do responsável, é imprescindível que se acredite nas informações prestadas, mas, durante o diálogo, é possível a realização de questões para verificar a factualidade da história.

Em algumas situações, a condução da consulta pode ser dominada pelo responsável ou pelo paciente. Isso pode prejudicar o vínculo ou aumentar o tempo de atendimento sem que exista uma relação custo-benefício clara e objetiva em comparação com uma consulta mais orientada. Nesses casos, é indispensável que o profissional consiga retomar a frente do atendimento, estabelecendo metas claras e o tempo disponível.

O registro inadequado em prontuário, físico ou *on-line*, dos medicamentos em uso ou de alergias ou a realização de atendimento sem registro são ações que podem gerar problemas legais ou constrangimentos éticos.[18]

Todos esses itens reforçam um importante ponto: as TICs não são a essência da consulta remota. A essência da consulta remota é a relação profissional-paciente. As TICs são exatamente como um estetoscópio: uma ferramenta de apoio e de trabalho.

O Quadro 5.1 apresenta um resumo das ações corretas a observar durante a realização de atendimentos remotos, bem como das atitudes a evitar e possíveis soluções para problemas que venham a ocorrer nessas situações.

AVALIAÇÃO POR SISTEMAS

A partir do lançamento do primeiro *smartphone,* no início dos anos 2000, os sensores embarcados nesses equipamentos foram incrementados em número, sensibilidade e precisão. Já são comuns sensores de som, imagem, iluminância, toque, pressão, umidade, temperatura, aproximação, aceleração, giro e localização geográfica.[107] Embora ainda não haja nenhum sensor capaz de perceber variações de odores e feromônios, já existem vários aplicativos que utilizam sensores embarcados e alguns periféricos – inclusive vestíveis, deglutíveis e injetáveis – disponíveis no mercado para mimetizar uma avaliação física.

QUADRO 5.1 › ARMADILHAS E SOLUÇÕES

Ação	Atitudes a evitar	Recomendações
Escuta qualificada	• Fazer múltiplas interrupções. • Completar frases do paciente. • Suspirar ou realizar tarefas paralelas. *Sim, o propranolol para a pressão, já entendi.* *Ok, já entendi, não precisa ser repetitivo.*	Evite interrupções. Se precisar intervir, aproveite as pausas respiratórias. *Desculpe-me interromper, mas, para que eu possa entender melhor, você iniciou o tratamento no início do ano?* Confirme e resuma as informações recebidas. *Hmm, interessante. Permita-me resumir e avalie se eu compreendi de forma correta...*
Fala e comunicação não verbal	• Fazer várias perguntas fechadas de forma sequencial. *Você tem hipertensão? E diabetes? E fuma? E insônia? Faz exercícios?* • Realizar prejulgamento ou juízo moral. *A senhora não sente pena dos bichinhos quando vai à churrascaria?* • Fazer perguntas ambíguas. *Náusea ou vômito ou desconforto abdominal?* • Realizar questionamentos irrelevantes.	Fale pausadamente e articule bem as palavras. Mescle perguntas abertas e fechadas. *Como você está se sentindo?* *Conte-me mais sobre o que você está sentindo.* *Consegue descrever melhor o tipo de dor, dizer a intensidade?* Use questões facilitadoras. *A dor parece mais em queimação ou em aperto?* Acolha/valide. *Pareceu-me que a senhora tem algum desconforto em relação ao consumo de carne. Há algo que gostaria de perguntar sobre isso ou algum detalhe que eu possa ter esquecido de mencionar?*

QUADRO 5.1 ▸ ARMADILHAS E SOLUÇÕES

Ação	Atitudes a evitar	Recomendações
Segurança	• Fornecer informações antes de certificar-se da identidade do usuário. *Estou ligando para falar com o Sr. Paulo, para dar o resultado dos exames de diabetes que ele fez aqui na clínica.*	Certifique-se da identidade do indivíduo. *Seu Paulo, vou verificar as suas informações para confirmar a sua identidade. Por favor, qual o dia do seu aniversário? Qual é o nome do seu animal de estimação? Qual é o nome da sua mãe? Quais são os três últimos números do seu CPF?*
Validade do método	• Evitar discursos que invalidem o método (encaminhe o paciente para um colega se você não conseguir uma adaptação plena às ferramentas de telessaúde). *É uma ligação telefônica; não uma consulta de verdade.* *É por telemedicina; isso não é um atendimento de verdade.* *É por vídeo; não é a mesma coisa.*	Forneça informações verdadeiras de forma concisa, objetiva e clara. *A consulta remota apresenta limitações na resolutividade, assim como todas as demais formas de atendimento. Quando o exame físico não é suficiente, solicitamos exames complementares. Quando os exames complementares não são suficientes, solicitamos avaliação de outro especialista. A essência do bom atendimento está no desejo genuíno de auxiliar a outra pessoa.*

Entre as várias possibilidades de avaliação remota objetiva, estão dermatoscopia,[107,108] fundoscopia,[109,110] otoscopia,[111] ausculta cardíaca, pulmonar e abdominal,[107] palpação abdominal[112,113] e aferição de sinais vitais como temperatura, frequências cardíaca e respiratória e pressão arterial (medida por manguitos de dedo ou por fotopletismografia de dedo ou até de face).[98,114,115]

O mesmo vale para vários exames complementares que envolvam microscopia (citometria e reconhecimento de microrganismos) e espectrometria (avaliação de sangue, suor e lágrima).[116] Além disso, avanços estão sendo realizados na pesquisa de tecnologias hápticas sem contato.*[117-121]

Para as situações em que a entrevista clínica não possa elucidar ou direcionar a conduta, há diversas estratégias que permitem a avaliação de pacientes a distância relatadas na literatura. A avaliação objetiva pode ser realizada por meio de orientação direta do profissional para o paciente ou com apoio de um profissional de saúde junto ao paciente (ver seção Exame físico apoiado).

Tradicionalmente, as experiências mais relatadas de autoexame são relacionadas ao exame físico dermatológico[122,123] e das mamas[124] e de testículos,[125] com relatos ainda de autoavaliação da região anal.[126] Em alguns casos, foi avaliada autocoleta de exames, como *swabs* de nasofaringe[127] ou de secreção vaginal.[128,129] Do mesmo modo, pessoas com doenças crônicas aprendem a identificar seus sinais físicos e sintomas e são capazes de responder a questões pré-estruturadas, que, associadas a um prontuário com registro adequado e acompanhamento longitudinal, podem ser dados importantes para subsidiar a decisão clínica.[130]

A avaliação detalhada de um paciente por meio de uma entrevista direcionada pode ser suficiente para estabelecer a conduta terapêutica ou para definir exames complementares fundamentais. A atenção específica para indicação de exame físico presencial ou exames complementares – laboratoriais ou de imagem – deve considerar os diferentes resultados possíveis. A indicação do exame físico presencial é recomendada sempre que ele for capaz, de forma independente, de alterar a conduta em relação à solicitação de exames complementares ou prática terapêutica.

Boa parte dos sistemas ou órgãos já conta com algum método ou tecnologia validada ou em desenvolvimento para avaliação a distância.[131,132]

---

*   Uma equipe de pesquisa do Touch Lab do Massachusetts Institute of Technology (MIT) já trabalha em ensaios clínicos de vários dispositivos hápticos computadorizados: Touch Me, Squeeze Me, Hurt Me e Cool Me Down.

GERAL

A ectoscopia é avaliada de forma contínua, favorecida pelas consultas por videochamada. O aspecto geral do indivíduo, sua expressão facial, a maneira como fala ou se movimenta devem ser considerados. A ectoscopia pode ocasionalmente permitir mais diagnósticos que todos os outros métodos de exame físico combinados.[133] Alguns achados, como esforço ventilatório e alteração do sensório, podem ser diagnosticados já no início de uma consulta.

Várias características constitucionais e sinais vitais podem ser referidos e aferidos pela pessoa. Peso, altura e temperatura são aferidos por dispositivos que comumente as pessoas têm em casa. Havendo dúvida, o profissional pode e deve solicitar que a pessoa atendida mostre o visor dos dispositivos na câmera, quando em videoconferência. A fácies pode ser típica ou indicar alguma patologia. Assimetrias podem ser visualizadas, e, se necessário, pode ser usada fita métrica ou régua para aferição de extensão e de circunferência. Também é relativamente simples orientar a autoexposição das mucosas oral e ocular da pessoa atendida para verificar o brilho (umidade) e a cor. A atitude, a posição adotada por ela e as expressões faciais devem ser avaliadas do início ao fim da consulta. A frequência respiratória pode ser verificada pela observação dos movimentos torácicos.

Aparelhos domésticos para aferição da pressão arterial, da frequência cardíaca e da oximetria de pulso já estão se tornando cada vez mais acessíveis em termos de custo e facilidade de operação. Aplicativos que contabilizam o número médio de passos por dia ou que organizam o relato do consumo diário de calorias podem ser úteis.[107]

Em uma consulta remota agendada, o potencial de encontrar uma situação de emergência pode ser menor, mas não é descartável. Protocolos de triagem podem também ser usados remotamente, o que torna a avaliação mais sistemática e pode trazer segurança para o profissional ou para o serviço de saúde.[134]

OLHOS

Alterações abruptas da visão, de forma geral, indicam a necessidade de atendimento presencial ou em uma sala de exames remotos por um oftalmologista.

A mobilidade ocular é verificável em uma consulta por vídeo, assim como o estado de várias estruturas, como cílios, pálpebras, pupilas, córneas, escleras (presença de icterícia) e pregas epicânticas.[135]

A acuidade visual pode ser aferida de maneira comparativa. Pode-se solicitar que a pessoa tente ler ou identificar algo que habitualmente conseguiria àquela distância (p. ex., um livro ou ímã de geladeira) tapando um olho de cada vez. Caso a pessoa use óculos, o teste deve ser feito com eles. Pode ser realizada também a comparação com algum familiar sem queixas visuais à mesma distância. Existem aplicativos específicos para se aferir a acuidade visual de maneira mais precisa, porém devem ser avaliados o contexto sociocultural e a inclusão digital da pessoa atendida.[135,136] O campo visual é difícil de ser avaliado; por isso, se há suspeita de acometimento, a avaliação deve ser realizada presencialmente.[131]

A captação de vídeos de fundoscopia pelas pessoas poderá ocorrer em um futuro próximo.[109,110]

A retinografia coletada no interior por técnicos treinados e laudada por oftalmologistas situados em centros urbanos maiores já é uma realidade em muitos países.[137] O uso de telepresença para avaliação oftalmológica completa também já é possível em nosso meio.[138-140]

OUVIDOS, NARIZ, BOCA E GARGANTA

Existem indícios e plausibilidade para risco aumentado de infecção por SARS-CoV-2 entre especialistas em otorrinolaringologia,[141] o que corrobora o uso de consultas remotas nessa área.

A avaliação das estruturas externas é viável de ser realizada a distância. A percussão de seios paranasais e a palpação de estruturas para verificar dor ou sensibilidade pode ser orientada à pessoa atendida.[142] A capacidade de operar a própria câmera e a resolução dela podem limitar a realização da oroscopia, mesmo com o uso de endoscópios flexíveis adaptados ao *smartphone*, mas a tendência é que as habilidades das pessoas sejam incrementadas com o tempo; isso também vale para a rinoscopia.[143] A Organização Mundial da Saúde (OMS) disponibiliza um aplicativo para autoavaliação e triagem auditiva de utilização simples e intuitiva, com previsão de versões em outros idiomas além do inglês.[144]

Profissionais de saúde podem pedir apoio para especialistas por meio do envio de imagens para diagnósticos de lesões bucais em plataformas de telessaúde.[145,146] No momento da consulta remota, a obtenção de informações a respeito da história médica pregressa e atual, medicamentos em uso e presença de lesões de qualquer tipo em outras partes do corpo é essencial. O paciente deve ser questionado em relação a tempo de duração, presença de dor, surgimento de lesões semelhantes previamente, tratamentos já realizados e resposta observada com seu uso.

Periféricos simples de endoscopia, conectáveis ao *smartphone*, estão se tornando cada vez mais acessíveis e validados para avaliação dos canais respiratórios e auditivos.[142] Trabalhos mostram que pais podem ser capacitados a coletar vídeos otológicos que permitem exclusão ou diagnóstico de otite média por médicos a distância de forma síncrona ou assíncrona.[111]

CASO CLÍNICO 5.1

Uma paciente encaminha mensagem de WhatsApp© com foto da própria garganta capturada pela câmera de celular (Figura 5.1) e questiona se precisa procurar atendimento de emergência hospitalar.

A profissional médica recebe a imagem e o questionamento. Na resposta, sugere uma consulta remota por telefone ou videochamada. Na conversa ao telefone, a paciente relatou um quadro de febre abrupta, aferida no termômetro, com odinofagia intensa há 24 horas. Considerando a imagem, os relatos em relação ao estado geral, comorbidades e alergias, a médica sentiu-se capaz de realizar o diagnóstico e orientar medidas não farmacológicas e farmacológicas para a paciente. Combinou reavaliação em 48 horas ou antes em caso de dúvidas ou novos sintomas.

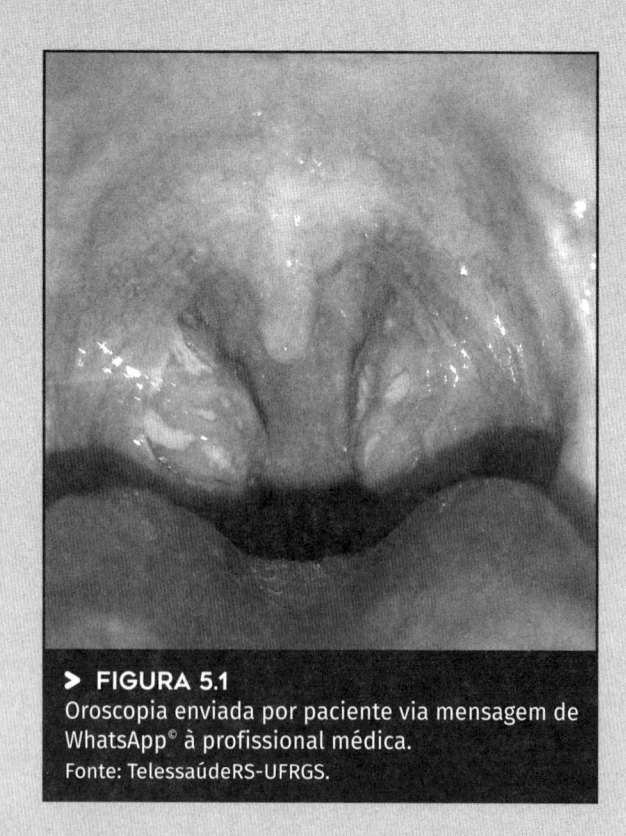

> **FIGURA 5.1**
Oroscopia enviada por paciente via mensagem de WhatsApp© à profissional médica.
Fonte: TelessaúdeRS-UFRGS.

CASO CLÍNICO 5.2

Um paciente com queixa de bola vermelha no céu da boca, que surgiu há 3 dias e depois estourou, envia uma foto ao dentista (Figura 5.2).

Após análise do caso, o profissional dentista informa que se trata de angina bolhosa hemorrágica, condição benéfica de causa desconhecida e curso autolimitante. Explica que essa condição surge inesperadamente como uma bolha de sangue que se rompe e deixa uma ferida, a qual cicatriza de forma espontânea após 7 a 10 dias. Prescreve tratamento tópico com Ad-muc (pomada à base de camomila, 3 vezes ao dia, durante 7 dias) e solicita envio de nova foto após uma semana para acompanhamento do caso.

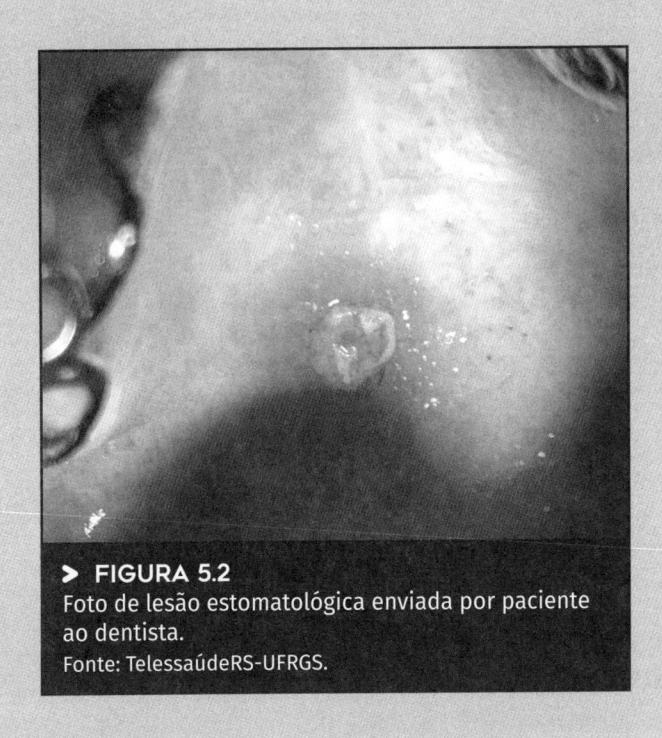

> **FIGURA 5.2**
Foto de lesão estomatológica enviada por paciente ao dentista.
Fonte: TelessaúdeRS-UFRGS.

CASO CLÍNICO 5.3

Um paciente de 49 anos percebeu úlcera indolor no lábio superior há 3 semanas. Para auxiliar na avaliação, envia uma foto ao dentista (Figura 5.3) e questiona se precisa comparecer ao posto de saúde para realizar uma consulta presencial.

O profissional dentista explica que, se não houve queimadura ou trauma antes do aparecimento da úlcera, a principal hipótese a ser investigada é sífilis primária, uma doença infecciosa e sexualmente transmissível. Além disso, o profissional solicita realização de exames de laboratório para confirmar a suspeita diagnóstica (hemograma, VDRL e FTA-ABS), incluindo o anti-HIV, pelo fato de a forma de contágio ser a mesma. Por fim, explica que, em se confirmando o diagnóstico, o tratamento é feito com antibióticos, os quais estão disponíveis na rede pública.

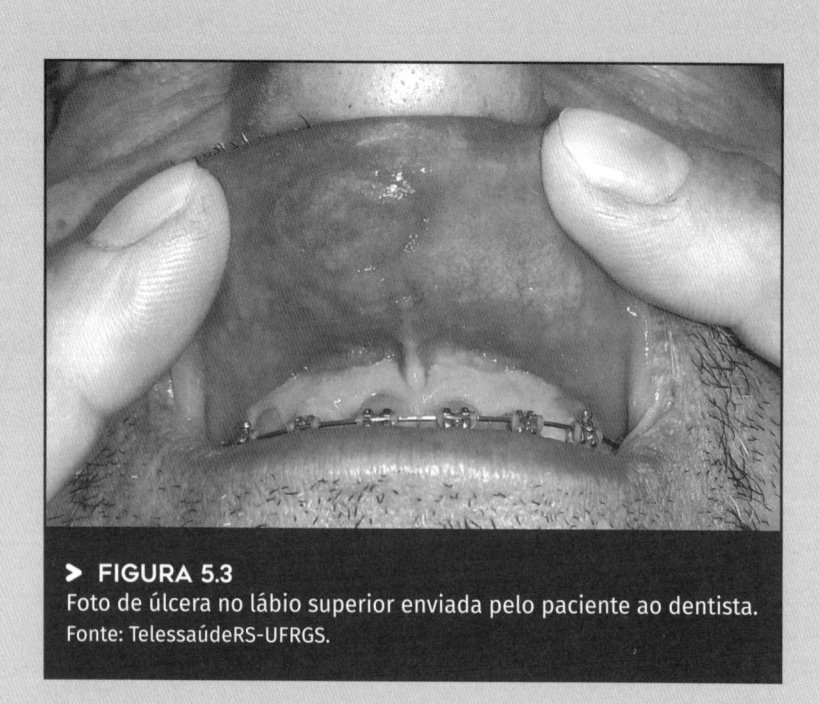

> **FIGURA 5.3**
Foto de úlcera no lábio superior enviada pelo paciente ao dentista.
Fonte: TelessaúdeRS-UFRGS.

CARDIOVASCULAR

Boa parte das informações cardiovasculares é passível de coleta por uma anamnese detalhada. Além dos sinais vitais já referidos, a verificação diária do peso e a visualização de digitopressão de membros inferiores realizada pela pessoa atendida podem ser úteis na avaliação de edema em pacientes com insuficiência cardíaca, e o enchimento capilar pode ser visualizado com a ajuda da pessoa. Do mesmo modo, diferenças de temperatura nas extremidades superiores podem ser sentidas com a pessoa tocando seu próprio rosto com as mãos. Ainda, as mãos dela ou de outra pessoa podem ser usadas para verificar diferenças de temperatura nas extremidades.

Estetoscópios digitais, bem como periféricos simples, acopláveis ao microfone de *smartphones* com aplicativos de avaliação e envio de sons cardíacos, já foram validados pela Agência Nacional de Vigilância Sanitária (Anvisa). Coleta descentralizada de pressão arterial,[113,114] eletrocardiograma,[147,148] e ultrassom,[149] para monitoramento a distância também caminham nessa direção. Sondas descartáveis e deglutíveis já são utilizadas para aquisição de imagens de ecocardiografia transesofágica.[98]

CASO CLÍNICO 5.4

Em consulta remota realizada para avaliar controle de doenças crônicas, uso adequado das medicações e alterações emocionais devido à pandemia, uma paciente informou que sentia desconforto para respirar desde o surgimento da nova doença e relatou os medos associados ao seu adoecimento. Apresentava exames laboratoriais e de imagem, realizados há 45 dias, sem alterações. Por estar com a hipertensão bem controlada, a equipe que estava prestando assistência optou por vincular a paciente a uma modalidade de atendimento seriado por pelo menos sete semanas com encontros estruturados de apoio à situação de estresse relacionado à pandemia. Após a segunda consulta, a paciente não apresentava mais sintomas respiratórios e ainda foi capacitada para esclarecer um vizinho sobre os cuidados durante a pandemia.

RESPIRATÓRIO

Durante uma consulta remota por vídeo, é possível verificar a cada quantas palavras ou sílabas uma pessoa precisa fazer pausas para respirar, bem como visualizar a cor da sua pele e dos seus lábios. O esforço respiratório pode ser visualizado pelas retrações intercostais, pelo uso da musculatura acessória ou pelas contrações labiais. A aplicação de questionários validados para asma e doença pulmonar obstrutiva crônica (DPOC) é comprovadamente útil.

Da mesma forma como é útil para o sistema cardiovascular, a ausculta a distância para o sistema respiratório deverá evoluir rapidamente. Os oxímetros de pulso estão cada vez mais acessíveis. Espirômetros e dispositivos para aferição, pela pessoa, do pico expiratório já se encontram validados e com redução de custos.[150] Vários estudos estão em andamento para o desenvolvimento de espirometria coletada a partir do microfone de *smartphones* sem a necessidade de outros acessórios.[107] Da mesma maneira, a captação dos sons da respiração durante o sono está sendo usada para a avaliação de apneia e da qualidade do sono.[151]

CASO CLÍNICO 5.5

Uma paciente em acompanhamento por atendimento remoto apresenta quadro de asma grave em uso de medicamento imunobiológico para controle da doença. Devido às questões da pandemia, a paciente compreendeu que pertencia ao grupo de risco e optou por não comparecer às consultas presenciais. No decorrer da consulta remota, foi elaborado um plano estratégico que permitisse à paciente comparecer ao hospital para realizar o procedimento, acompanhada pelo neto e, se necessário, na companhia do profissional de saúde durante a ligação por telefone.

Na consulta de reavaliação, a paciente relatou que conseguiu ir até o hospital de forma segura e com todas as medidas preventivas acompanhada pelo neto e respeitando as orientações do "doutor do telefone".

GASTRINTESTINAL

Embora a telemedicina não seja exatamente popular entre gastrenterologistas em relação às outras especialidades,[152,153] existem possibilidades para a inspeção por vídeo e para a autopalpação orientada em busca de regiões sensíveis ou dolorosas, massas e organomegalias.

Durante o exame físico abdominal, é importante a inspeção do abdome, solicitando que se posicione a câmera em direção ao abdome em diferentes ângulos e durante a execução de alguns comandos, o que é factível por videoconferência. Na inspeção remota, podem-se observar alguns sinais de tensão abdominal, presença de equimoses, cicatrizes ou assimetrias. Ao solicitar que a pessoa atendida aponte com a mão o local da dor e sua irradiação, obtêm-se pistas semiológicas, devendo-se também observar se ela apresenta fácies de dor ou postura antálgica.[111] A palpação do abdome pode ser realizada pela própria pessoa ou por um acompanhante, oferecendo a possibilidade de se obter dados como presença de fácies de dor ou defesa, porém sem validade e acurácia avaliadas até o momento.[112]

Aplicativos que utilizam o acelerômetro embarcado em *smartphones* permitem a palpação profunda para diagnóstico de apendicite.[112,113]

CASO CLÍNICO 5.6

Paciente de 62 anos com quadro de sintomas dispépticos há pelo menos 10 anos, associado a estufamento abdominal, saciedade precoce e desconforto abdominal. Os sintomas são frequentes, pelo menos 3 a 4 vezes por semana. Ela referiu que sempre teve gastrite nervosa, mas que, nos últimos anos, com aumento de peso, os sintomas ficaram mais intensos. Nega alteração das fezes. Refere que realiza exames ginecológicos todos os anos e que o único problema de saúde é o aumento progressivo de peso. Mostra exames laboratoriais solicitados pela sua ginecologista, todos normais, incluindo sorologias.

Após avaliação detalhada da história, o profissional fornece uma solicitação eletrônica de exame e explica que a paciente deve realizar um exame complementar para que seja possível excluir condições que precisam de tratamentos mais específicos e que, após o resultado, ficará mais adequado planejar os seus cuidados de saúde.

GENITURINÁRIO

Muitas condições urológicas podem ser tanto avaliadas inicialmente como acompanhadas por consulta remota, conforme demonstra uma importante revisão.[154] Sintomas de disúria, hematúria franca e ausência de sintomas vaginais são fortemente preditivos de infecção do trato urinário. Febre e diabetes são fatores de risco para infecções mais graves ou bacteriemia. Orientações telefônicas podem evitar visitas pós-operatórias pela orientação de autocateterismo intermitente.[155] Porém, ultrapassadas as possibilidades da anamnese (pistas para o exame físico podem vir da história sexual, data da menstruação e dispareunia), a avaliação da genitália por imagem pode causar desconforto para a pessoa atendida, e isso, por si só, é indicação para uma avaliação presencial no momento em que ela deixa de dar consentimento para o prosseguimento do atendimento remoto.[154] Caso contrário, a inspeção pode fornecer boas pistas em situações como erupções cutâneas típicas de balanite ou de erupções fúngicas.[131] A avaliação do abdome também é importante, e punho-percussão lombar pode ser orientada.

CASO CLÍNICO 5.7

Uma paciente de 38 anos entra em contato com sua médica de família relatando que procurou a emergência com quadro de disúria terminal e urgência, sem febre e sem outros sintomas. Refere que realizou exames de urina e de sangue e iniciou o uso de antibiótico, sem melhora dos sintomas após 48 horas. A avaliação consistiu em detalhamento dos sintomas, história de alergias e avaliação do resultado do exame. A médica e a paciente combinaram o tratamento e a reavaliação. A receita foi enviada por meio de um *site* de prescrição virtual certificada.

PELE E ANEXOS

A teledermatologia é muito utilizada pelo forte caráter visual do diagnóstico dermatológico, inclusive sendo alvo de inúmeros estudos com inteligência artificial mediante reconhecimento de padrões de imagens clínicas e dermatoscópicas. Entretanto, a dermatologia é uma especialidade que vai muito além da imagem, pois grande parte das lesões é inespecífica. Além da inspeção, a anamnese, a palpação, a dermatoscopia e o exame complementar anatomopatológico são amplamente usados e necessários para a boa prática do dermatologista.[156] Apesar disso, a teledermatologia tem mostrado bons resultados quanto a acurácia diagnóstica, manejo e desfechos clínicos, além de utilidade para triagem e prevenção de encaminhamentos desnecessários, com estudo demonstrando utilidade no diagnóstico precoce de melanoma.[157-162]

Como rotina, solicita-se que a pessoa atendida envie fotografias das áreas acometidas de longe e de perto para que se obtenham dados sobre distribuição, topologia e extensão da doença. A iluminação, o ângulo e o foco são importantes para que seja possível caracterizar as lesões quanto à presença de relevo, escamas, secreções e para a adequada definição das bordas e identificação das cores. Portanto, a configuração da câmera e as condições de iluminação devem ser especialmente observadas.

O acompanhamento de lesões de modo remoto também pode ser realizado, principalmente mantendo registro de fotografias e medidas das lesões ao longo do tempo, o que permite a comparação do aspecto e do tamanho.

Os principais limitantes da teledermatologia envolvem casos com risco elevado para melanoma ou múltiplos nevos, com necessidade de mapeamento corporal e palpação, lesões em áreas cobertas por cabelos ou com necessidade de dermatoscopia ou biópsia. Devem ser avaliados presencialmente também casos em que se permanece com dúvidas relevantes para o melhor manejo quanto a textura, consistência e profundidade das lesões ou nos quais seja necessário complementar o exame físico com lâmpada de Wood, testar a presença de sinal de Nikolski, sinal de Darier, sinal de Zileri ou patergia. Situações em que não seja possível obter imagens adequadas também são indicações de necessidade de avaliação presencial.

Pessoas com disponibilidade de dermatoscópio acoplado ao *smartphone* já realizam acompanhamento seriado de nevos, sendo que o avanço das câmeras em breve possibilitará o diagnóstico de celulite por filtros de infravermelho.[108,163,164]

MUSCULOESQUELÉTICO

Com disponibilidade de espaço na extremidade de comunicação da pessoa em atendimento, é possível avaliar a marcha.[165] Rubor e edema de articulações, alinhamento e simetria de membros são visualizáveis.[165] Crepitação, sensibilidade, dor e diferenças de temperatura na autopalpação são passíveis de relato pelas pessoas.[165] A força pode ser avaliada contra a resistência de objetos domésticos com peso conhecido.[165] A amplitude articular pode ser objetivamente medida por goniômetros disponíveis na internet nas imagens capturadas durante o exame.[165] Embora ainda não validados, já existem bons protocolos de avaliação ortopédica remota com orientações tanto para a população em geral como para os provedores.[165] Existem evidências, demonstradas em recente revisão sistemática, de que a consulta remota seja comparável à presencial para avaliação de dor lombar e há reconhecimento da importância de estudos de avaliação remota tanto clínica quanto cirúrgica nessa área.[166]

CASO CLÍNICO 5.8

Após discreto trauma em domicílio, um paciente envia foto para seu médico perguntando se deve ou não procurar atendimento no serviço de emergência. Refere que bateu o pé na parede e tirou foto algumas horas depois, pois ficou dolorido e com limitação de movimento (Figura 5.4). Enviou a mensagem, pois ficou com medo da equimose.

O médico optou por realizar uma consulta remota telefônica e orientou a necessidade de um exame de imagem para descartar ou confirmar fratura no quarto pododáctilo.

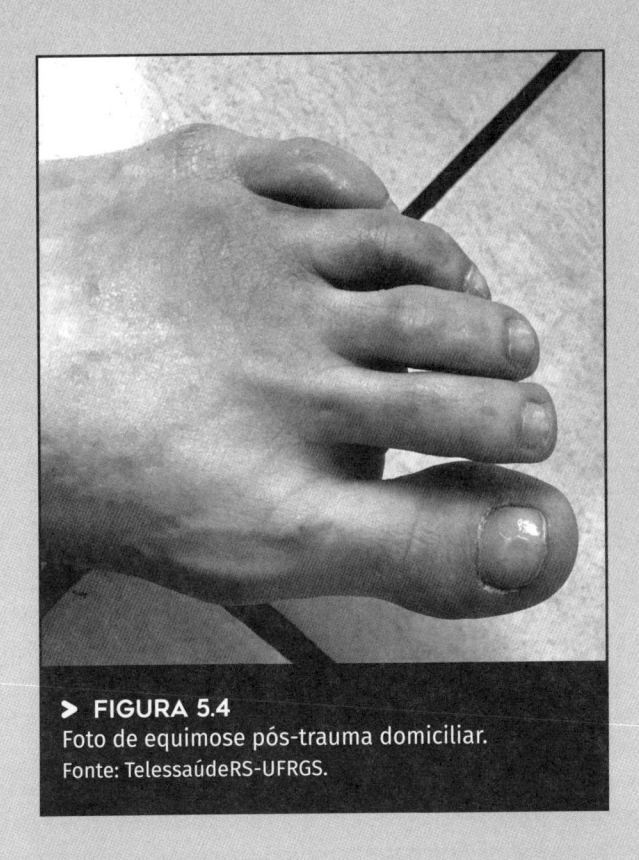

> **FIGURA 5.4**
Foto de equimose pós-trauma domiciliar.
Fonte: TelessaúdeRS-UFRGS.

NEUROLÓGICO

O exame neurológico pode ser realizado remotamente, sendo possível perceber a atitude e a posição da pessoa atendida, avaliar o estado mental, o nível de consciência, de vigília e de atenção, inclusive escala de coma de Glasgow.[167] É possível avaliar funções cognitivas em geral, memória, linguagem, equilíbrio, marcha e coordenação. Pela câmera, podem-se visualizar sinais de atrofia muscular, movimentos involuntários ou anormais.

Tremores podem ser visualizados solicitando-se que a pessoa apoie uma folha sobre as mãos ou execute algum comando para se evidenciar o tremor. O tônus é examinado com a movimentação passiva; portanto, existe uma limitação importante de ser avaliado remotamente, sendo preferível que seja realizado por alguém treinado, o mesmo valendo para a avaliação do reflexo cutâneo-plantar.

A força muscular pode ser aferida com manobras como sustentação de posturas e movimentos contra a gravidade. Reflexos primitivos como *grasping* e sucção podem, ocasionalmente, ser avaliados por vídeo. A aferição de reflexos de estiramento apresenta limitações na consulta remota.

A avaliação de sensibilidade como tato pode ser realizada utilizando-se um algodão, e a temperatura, usando-se um copo com água quente e outro com água fria. É uma avaliação relativamente simples e pode ser feita com ajuda de um terceiro. A sensibilidade proprioceptiva pode ser avaliada com comandos claros. Alguns testes de avaliação dos nervos cranianos também podem ser realizados. O olfato pode ser testado com auxílio de pasta de dente ou de café, por exemplo. A acuidade visual pode ser testada comparativamente, porém, para o campo visual, a avaliação por leigos não é considerada acurada. A motricidade ocular, da língua, da face e dos trapézios pode ser visualizada, bem como a presença de nistagmo espontâneo, por meio de comandos claros e auxílio.

A audição pode ser aferida com orientações a terceiros quanto à fricção dos dedos próximo aos ouvidos da pessoa atendida um lado de cada vez ou com aplicativos. O paladar pode ser testado com auxílio, utilizando-se um cotonete umedecido com sal ou açúcar. O nervo vago é menos acessível, sendo avaliado pela observação do palato enquanto a pessoa emite o som de uma vogal com a boca aberta.[168]

MENTAL

O exame do estado mental pode ser realizado remotamente. A consciência pode ser acessada mediante avaliação da atenção, sensopercepção, orientação, memória e inteligência. A afetividade é avaliada por meio da percepção de humor, pensamento, juízo crítico, conduta e linguagem. O exame da vida emocional vem sendo bastante realizado, com bons resultados e adesão ao acompanhamento por psicoterapia.[169,170]

LINFO-HEMATOLÓGICO

O sistema linfo-hematológico costuma ser avaliado por meio de anamnese, palpação de linfonodos e exames de sangue e de imagem complementares. Remotamente, pode-se ter acesso a peso, temperatura, massas volumosas, presença de sangramento, petéquias, equimoses, icterícia e palidez.

A pessoa pode ser solicitada a palpar os próprios linfonodos, com um acompanhante auxiliando na investigação do abdome para descartar achados grosseiros, porém a palpação dessas estruturas requer prática e treinamento, devendo a pessoa ser encaminhada para avaliação presencial quando for necessário esclarecimento.

▶• EXAME FÍSICO APOIADO

É possível orientar outros profissionais de saúde remotamente para a condução de um atendimento, inclusive na execução de procedimentos. Na APS brasileira, a teleconsultoria (suporte assistencial a distância) é uma modalidade bastante popular e permite orientação quanto a anamnese, exame físico e tomada de decisões entre profissionais de diferentes níveis de atenção, especialidades ou serviços de saúde.[4,171]

Entre profissionais de níveis de atenção diferentes, a teleconsultoria é uma modalidade implementada para guiar, treinar, educar e dar suporte a profissionais remotamente, já tendo sido estudada em diferentes contextos, com programas didáticos específicos para os variados cenários.[172-174] A teleconsultoria vem sendo bastante utilizada em cirurgia para a redução de complicações associadas à inexperiência do cirurgião e pode ser empregada também para guiar atendimento pré-hospitalar, por exemplo, com estudos sobre o uso de ultrassom por profissionais não radiologistas orientados a distância.[172-174]

Modelos híbridos de consulta remota e teleconsultoria descrevem situações em que médicos consultores orientam outros profissionais de saúde (inclusive não médicos) que estão ao lado das pessoas atendidas para elucidar uma história particular e realizar determinadas manobras no exame físico.[175,176]

RESUMO DAS POSSIBILIDADES DE EXAME FÍSICO REMOTO

Com base nas referências descritas, o Quadro 5.2 traz um sumário das possibilidades e viabilidades de avaliação física a distância, considerando a coleta de dados pelo profissional em atendimento remoto, pelo paciente (autoexame físico) ou por profissional junto ao paciente (exame físico apoiado).

QUADRO 5.2 > RESUMO DAS POSSIBILIDADES DE EXAME FÍSICO REMOTO

Sistema/órgão	Sinal/sintoma	Viabilidade
Geral	Ectoscopia	Alta
	Fáscies	Alta
	Temperatura corporal	Alta*
	Peso	Alta*
	Altura	Média*
	IMC	Média*
Cabeça e pescoço	Formato, simetria e desvios	Alta
	Massas, traumas e lesões	Alta

>

QUADRO 5.2 › RESUMO DAS POSSIBILIDADES DE EXAME FÍSICO REMOTO

Sistema/órgão	Sinal/sintoma	Viabilidade
	Palpação assistida	Média*
	Circunferência craniana	Média*
Olhos	Inspeção de cílios e pálpebras	Alta
	Inspeção de pupilas e córneas	Alta
	Inspeção da esclera	Alta
	Inspeção de pregas epicânticas	Alta
	Mobilidade ocular e extraocular	Alta
	Acuidade visual comparativa	Média*
	Erros de refração	Alta****
	Campo visual	Baixa
	Fundoscopia	Alta****
Ouvidos	Inspeção auricular e mastóidea	Alta
	Otoscopia	Média**
	Otoscopia assistida	Alta***
	Acuidade auditiva	Média**
Nariz	Inspeção nasal externa	Alta
	Inspeção nasal interna assistida	Média**
	Percussão e palpação assistida	Média*
Boca e garganta	Inspeção de dentes e gengiva	Média
	Oroscopia	Média

QUADRO 5.2 > **RESUMO DAS POSSIBILIDADES DE EXAME FÍSICO REMOTO**

Sistema/órgão	Sinal/sintoma	Viabilidade
Cardiovascular	Pressão arterial	Alta*
	Frequência cardíaca	Alta*
	Ausculta cardíaca assistida	Média**
	Circulação periférica	Alta*
	Edema de extremidades	Alta*
	Temperatura de extremidades	Média*
Respiratório	Cansaço, fala pausada	Alta
	Palidez, cianose	Alta
	Estridor, rouquidão	Alta
	Batimento de asas nasais	Alta
	Uso de musculatura acessória	Alta
	Inspeção torácica, tiragem	Alta
	Frequência respiratória	Alta
	Ausculta respiratória assistida	Média**
	Saturação O^2, pico expiratório	Alta**
Gastrintestinal	Desconforto	Alta
	Distensão abdominal	Alta
	Circunferência abdominal	Alta*
	Inspeção geral	Alta
	Inspeção de massas e hérnias	Média
	Ausculta abdominal assistida	Média**

>

QUADRO 5.2 ▶ RESUMO DAS POSSIBILIDADES DE EXAME FÍSICO REMOTO

Sistema/órgão	Sinal/sintoma	Viabilidade
	Percussão abdominal assistida	Baixa*
	Palpação abdominal assistida	Baixa*
Geniturinário	Inspeção	Alta
	Punho-percussão assistida	Média*
Pele e anexos	Inspeção	Alta
	Palpação assistida, textura	Média*
	Dermatoscopia	Alta**
Musculoesquelético	Postura e marcha	Alta
	Inspeção simetria, deformidade	Alta
	Inspeção edema, rubor	Alta
	Amplitude de movimento	Alta
	Palpação assistida, crepitação	Média*
	Força e funcionalidade	Média*
Neurológico	Vigília, consciência (Glasgow)	Alta
	Estado mental, orientação	Alta
	Memória, linguagem	Alta
	Cerebelo index-nariz	Alta
	Cerebelo calcanhar-joelho	Alta
	Romberg (apoiado por terceiro)	Alta
	Tato (apoiado por terceiro)	Média*
	Calor (apoiado por terceiro)	Média*

QUADRO 5.2 ▸ RESUMO DAS POSSIBILIDADES DE EXAME FÍSICO REMOTO

Sistema/órgão	Sinal/sintoma	Viabilidade
Nervos cranianos	II/III reação pupilar	Média
	III/IV/VI movimentos extraoculares	Alta
	V músculos mastigatórios	Alta
	VII expressão facial	Alta
	VIII audição (apoiado por terceiro)	Média*
	XI esternocleidomastóideo, trapézio	Alta
	XII língua	Alta
	Asterix, tremores	Alta
Mental	Avaliação clínica completa	Alta
Linfo-hematológico	Linfadenopatia, edema	Alta
	Petéquias, equimoses	Alta
	Palpação de linfonodos assistida	Média*

Sem asterisco: coletado pelo profissional por meio de áudio ou imagem.
* Referido ou coletado pelo paciente por meio de dispositivo acessível à maioria das pessoas.
** Coletado pelo paciente por meio de tecnologia específica de menor acesso.
*** Coletado por terceiro junto ao paciente, por meio de tecnologia específica de menor acesso.
**** Coletado por profissional treinado junto ao paciente, por meio de tecnologia específica.

PRESCRIÇÃO E REFERENCIAMENTO

A prescrição eletrônica foi introduzida no MeSH em 2009, com o termo *electronic prescribing*, para descrever o armazenamento e a transmissão de prescrições médicas. O DeCS segue a mesma linha, com o termo "prescrição eletrônica".

O profissional deve reconhecer quando um caso necessita ser avaliado presencialmente antes de uma prescrição eletrônica segura, devendo avaliar riscos e benefícios da prescrição, evitando prescrever quando houver elevado grau de insegurança no diagnóstico ou na conduta. Em caso de dúvidas clínicas, cabe ao profissional definir a forma adequada para seu esclarecimento, devendo identificar as situações de necessidade de converter o atendimento para presencial antes de tomar a conduta, realizar a prescrição ou fornecer o atestado.

Como ocorre em uma consulta presencial, a conduta adotada pelo profissional de saúde deve obedecer às indicações clínicas, e a prescrição de medicamentos, por sua vez, deve ser indicada a critério do profissional após uma avaliação cuidadosa do caso. As orientações devem ser comunicadas para a pessoa da maneira mais clara e acessível possível.

Os documentos emitidos pelo profissional devem conter data, assinatura, número de registro no conselho profissional, identificação do paciente, nome do medicamento, dose, posologia, tempo de uso e todas as eventuais orientações específicas necessárias, tanto para a obtenção dos medicamentos como para o uso correto pelo paciente.[177] Atestados, pedidos de exame e relatórios médicos também podem e devem ser emitidos remotamente, seguindo os mesmos princípios da emissão presencial.[177] O Conselho Regional de Farmácia do Rio Grande do Sul elaborou, em conjunto com o CREMERS, uma tabela de requisitos para plataformas de prescrição eletrônica.[178]

Usando o meio digital, é possível emitir receitas mais legíveis, completas e claras. Visto que o meio de comunicação da consulta remota em geral envolve o uso de computadores e internet, o profissional pode se beneficiar da tecnologia para aprimorar o ato de prescrever. A caligrafia do médico é frequentemente alvo de críticas, inclusive sendo motivo de processos judiciais no caso de receitas ilegíveis.*[26,177] A utilização de sistemas informatizados de prescrição eletrônica tem o potencial de reduzir os erros de medicação, melhorando a segurança do paciente.[179] Porém, deve-se atentar à forma de padronização da nomenclatura dos medicamentos em sistemas informatizados, a fim de se evitar possíveis erros de prescrição. O ambiente digital também facilita a consulta rápida a evidências científicas atuais e a busca

---

* Cap. III, Art. 11 do Código de Ética Médica: "É vedado ao médico: receitar, atestar ou emitir laudos de forma secreta ou ilegível (...)". Artigo 35 da Lei Federal nº 5.991: "Somente será aviada a receita: a) que estiver escrita (...) de modo legível, observados a nomenclatura e o sistema de pesos e medidas oficiais; (...)"

em livros digitalizados, permitindo o esclarecimento de dúvidas quanto a efeitos adversos, interações medicamentosas e protocolos assistenciais no momento da prescrição. Estudos atuais, inclusive, vêm incorporando inteligência artificial para identificar e minimizar erros de prescrição.[179-181]

Caso o profissional não consiga emitir a receita por meio digital ou o paciente não consiga recebê-la, por qualquer motivo, o profissional deve sugerir e/ou organizar uma forma de acesso desses documentos pelo paciente.

TIPOS DE ASSINATURA

Nesse tema, existem variedade e semelhança de termos, o que pode gerar alguma confusão. Há uma relação diretamente proporcional entre grau de segurança e complexidade/custo para implementar e utilizar cada tipo de assinatura. Isso tem reflexos também nas aplicações de cada tipo de assinatura, o que tentaremos esclarecer por meio de exemplos ligados à prática médica e farmacêutica. Para facilitar o entendimento, descreveremos o contexto legal em uma seção específica.

ASSINATURA DIGITALIZADA

O tipo de assinatura mais frágil em termos de segurança é a assinatura digitalizada. **É importante frisar que a assinatura digitalizada não é um tipo de assinatura eletrônica, nem digital.** Ela consiste na digitalização de uma assinatura produzida a punho por meio de fotografia digital ou escaneamento. Isso possibilita múltiplas cópias de um documento, alteração do original à revelia do assinante (adulteração) ou até mesmo a produção de qualquer documento assinado pela simples aposição de uma cópia da assinatura digitalizada. Com isso, uma receita pode ser apresentada em várias farmácias sem que o farmacêutico possa ter qualquer controle.

ASSINATURA FÍSICA OU ANALÓGICA

É o tipo de assinatura usado tradicionalmente. Sua adulteração exige ao menos algum grau de habilidade manual e a confecção de carimbos profissionais falsos. Permite verificação de autenticidade por meio de comparação, executada por profissional habilitado, com uma amostra registrada em cartório (reconhecimento de firma), o que, na saúde, geralmente só ocorre em casos de contestação judicial. A cópia por reprografia é comumente detectável e permite a retenção de receitas controladas.

ASSINATURA ELETRÔNICA

O conceito de assinatura eletrônica é mais complexo e exige o entendimento de alguns conceitos correlatos. No Brasil são aceitos três tipos de assinatura eletrônica, variando em custo/complexidade, segurança e aplicações.

Assinatura eletrônica simples

Obedece ao **princípio da autenticidade ou da autoria**, ou seja, é possível confirmar a identidade de quem assinou. É comparável ao processo analógico de um farmacêutico solicitar a apresentação do documento de identidade com assinatura do médico junto com a receita para, só assim, liberar a medicação perante comparação das assinaturas. Fraudes exigiriam a falsificação tanto do documento quanto da assinatura na receita.

Quando um documento é assinado dessa forma, um conjunto de dados do assinante (p. ex., todos os dados contidos na Carteira de Identificação Médica – CIM) são associados e gravados no arquivo do documento assinado. Possuir essa assinatura significa estar cadastrado em um provedor de assinaturas que protege os dados registrados pelo assinante por login e senha, biometria, confirmação por código enviado via celular ou por qualquer outra forma de validação e, em geral, usa criptografia simétrica.* A confirmação da identidade do assinante para um terceiro é fornecida pelo serviço provedor de assinaturas. Embora seja possível, com um certo grau de fluência tecnológica, alterar o conteúdo do documento, não é fácil copiar a assinatura de um documento para ser usada em outros, pois isso implicaria burlar a forma de validação de um assinante.

---

* A criptografia simétrica usa a mesma chave (ou senha) tanto para criptografar quanto para descriptografar um arquivo.

Essa assinatura pode ser utilizada em documentos mais simples, como requerimentos de informações e agendamento de consultas e perícias.

Assinatura eletrônica avançada

Além do princípio da autenticidade, obedece ao **princípio da integridade**, ou seja, qualquer alteração no conteúdo do documento assinado faz com que ele perca a validade.

A garantia da integridade depende do processo de **criptografia assimétrica**, também conhecida como **criptografia de chave pública**. Esse processo sempre utiliza um par de chaves com funções diferentes (assimétricas), uma privada (usada somente para criptografar) e uma pública (usada somente para descriptografar), e também necessita de um serviço provedor de assinaturas, porém mais caro e mais complexo que o anterior.

Uma **chave privada** é como uma chave física codificada de automóvel. Suas cópias são limitadas e só podem ser produzidas e emitidas pelo serviço provedor. O assinante as detém na forma de um arquivo associado a um único dispositivo físico, que pode ser um computador, um *smartphone*, um *Token* físico (como um *chip* ou *pendrive*) ou um *Smart Card*. A assinatura de um documento eletrônico só pode ser realizada na presença dessa chave. Além do prazo de validade (um a três anos), existem métodos de validação para impedir que um terceiro consiga acionar e usar uma chave privada.

Uma **chave pública** está associada a uma única chave privada, e cópias da chave pública podem ser distribuídas livre ou especificamente para os destinatários de um arquivo assinado por uma chave privada.

O serviço de assinatura utiliza a chave privada para criptografar o arquivo. Esse processo, ao mesmo tempo que protege os dados contra visualização durante o transporte, como se os colocasse dentro de um envelope, identifica univocamente o assinante, como um selo personalizado de cera, pois só o detentor da chave privada pode realizar a criptografia.

O destinatário utiliza a chave pública (que está associada univocamente à chave privada do assinante) para descriptografar o arquivo, o que garante a integridade do conteúdo, pois, se forem realizadas alterações, uma nova criptografia para envio só poderá ser feita com a chave privada da pessoa que realizou a alteração, quebrando a relação unívoca entre o par de chaves,* como acontece quando um selo de cera de um envelope é quebrado.

Para garantir a univocidade da relação do par de chaves, utiliza-se um **certificado digital**. O certificado digital funciona como uma identidade virtual que permite a identificação segura e inequívoca do autor de uma mensagem ou transação feita em meios eletrônicos. Esse documento eletrônico é gerado e certificado por uma terceira parte confiável, ou seja, uma Autoridade Certificadora (AC) que, seguindo regras estabelecidas pelo Comitê Gestor da Infraestrutura de Chaves Públicas Brasileira (ICP-Brasil), associa uma entidade (pessoa, processo, servidor) a um par de chaves. A AC também mantém uma lista de certificados revogados (seja por perda temporal da validade, seja por detecção do uso irregular de uma chave).

Várias empresas usam certificados digitais corporativos para validar a assinatura eletrônica de documentos. Os certificados digitais contêm os dados de seu titular conforme detalhado na política de segurança de cada AC. No caso dos médicos, a própria Cédula de Identidade Médica (CRM Digital) é confeccionada em cartão rígido e tem um avançado sistema antifraude, com *chip* criptográfico para certificação digital, mas, para utilizá-la nos sistemas de informação, o médico deve procurar uma AC capaz de inserir o certificado digital padrão ICP-Brasil.**

A fragilidade desse tipo de assinatura eletrônica está ligada à capacidade de segurança fornecida pela AC utilizada, pois não é necessário que o certificado seja emitido pela ICP-Brasil (ver próximo tópico para mais detalhes). Mesmo assim, tem confiabilidade suficiente para ser aceita em processos de abertura, alteração e encerramento de empresas, bem como de transferência de

---

* A integridade do conteúdo também é garantida por serviços de verificação de conteúdo, que, independentemente do tamanho do arquivo, geram e criptografam, no momento da assinatura, um resumo de tamanho fixo do arquivo (função de Hash – algoritmo que mapeia dados de comprimento variável para dados de comprimento fixo) e depois o comparam com um novo resumo gerado a partir do conteúdo descriptografado por um destinatário.

** Para ser integrado aos *softwares* médicos, o certificado digital precisa ser A1 ou A3, sendo o tipo A1 armazenado em computador e o tipo A3 armazenado em um dispositivo móvel, como o *Token* ou *Smart Card*.

multas ou veículos, por exemplo. É como levar uma assinatura a um cartório para que seja reconhecida por semelhança.

Assinatura eletrônica qualificada

É o único tipo de assinatura eletrônica que pode ser chamada de **assinatura digital**, pois, de forma somativa às assinaturas eletrônicas descritas anteriormente, além dos princípios da autenticidade e integridade, obedece ao **princípio do não repúdio ou da irretratabilidade**, ou seja, o assinante não tem como negar que assinou um documento.

Isso é possível porque o certificado digital é emitido diretamente pela ICP-Brasil, tendo poder de fé pública cartorial, ou seja, é como assinar um documento em frente a um oficial de cartório, como no reconhecimento de firmas verdadeiras.

Um nível a mais de segurança pode ser implementado, no caso de documentos sigilosos que exijam o uso da chave privada do receptor, no lugar da chave pública do assinante, para proceder a descriptografia do arquivo, dessa forma identificando univocamente quem leu o arquivo.

Também de forma facultativa, segundo a ICP-Brasil, uma assinatura digital pode obedecer ao **princípio da tempestividade**, por meio do acréscimo de um **carimbo de tempo** provido por uma autoridade certificadora de tempo. Isso garante que o relógio do dispositivo utilizado na assinatura não esteja errado ou alterado de forma maliciosa.

Esse tipo de assinatura é empregado em negociações de bens imóveis e em documentos firmados por chefes de poderes e ministros de Estado.

A simples presença de um *QR Code** não necessariamente significa que o documento está assinado eletronicamente ou certificado digitalmente. Quan-

---

* O símbolo conhecido por *QR Code* (*Quick Response Code*) possibilita o armazenamento de até 7.089 caracteres e é facilmente lido por um leitor QR instalado no *smartphone* ou *tablet*. O tipo de informação contida em um *QR Code* vai desde um simples texto, URL, endereço de *e-mail*, SMS, até detalhes como CPF e certificado digital.

do a receita é assinada digitalmente, ela em geral apresenta frases como "para verificar a validade deste documento, acesse..." ou "este documento foi emitido e assinado eletronicamente por...". Com o intuito de facilitar a validação de documentos digitais, o Instituto Nacional de Tecnologia da Informação, com apoio técnico do CFM e do CFF, criou um portal para verificar a integridade de um documento assinado com certificado digital ICP-Brasil (https://assinaturadigital.iti.gov.br/), validando a receita, o atestado, a solicitação de exames ou o relatório médico quanto a autoria, se assinado por um médico habilitado e se dispensada por um farmacêutico. Nem o médico nem a farmácia são obrigados a aderir ao receituário digital, mas órgãos regulatórios como CFM, CFF, Ministério da Saúde e Anvisa recomendam essa adesão, visando o aumento da agilidade e da segurança da informação. O Quadro 5.3 resume os tipos de assinatura.

CONTEXTO LEGAL

A Medida Provisória nº 2.220-2/2001, que instituiu a ICP-Brasil, normatizou a infraestrutura necessária para a prescrição eletrônica.[182] Em fevereiro de 2019, entrou em vigor a Lei nº 13.732, fazendo qualquer receita ter validade em todo o território nacional, independentemente da unidade da federação do médico emissor, facilitando a prescrição remota.[64]

No sentido de desburocratizar a assinatura eletrônica, após a resolução CFM nº 2.233, de 18 de julho de 2019, a CIM dos profissionais inscritos nos Conselhos Regionais de Medicina passou a existir em versão digital para dispositivos móveis (e-CRM), com uso de *QR Code*.[183]

Em fevereiro de 2020, a Anvisa permitiu a assinatura digital de receituários de medicamentos antimicrobianos e de medicamentos com as substâncias das Listas C1 (outras substâncias sujeitas a controle especial) e C5 (anabolizantes) e dos adendos das Listas A1, A2 (entorpecentes) e B1 (psicotrópicos) da Portaria da Secretaria de Vigilância Sanitária do Ministério da Saúde (SVS/MS) nº 344/98.[184] Não está permitida a assinatura digital para os medicamentos que exigem notificação de receita A, B1 e B2 e as notificações de receita especial para talidomida e retinoides de uso sistêmico, as quais devem ser prescritas e assinadas em papel (amarela, azul ou branca), em duas vias, com retenção.[185]

QUADRO 5.3 > TIPOS DE ASSINATURAS

Tipo	Princípio legal[7]	Segurança	Método de segurança	Analogia com segurança analógica	Exemplo	Receitas pandemia	Receitas pós-pandemia[5]
Digitalizada	NSA	Baixíssima	Nenhum	NSA	Documento escaneado	Todas[4]	Nenhuma
Analógica	NSA	Baixa	Grafia individual	NSA	Documento escrito	Todas	Todas
Eletrônica simples	Autenticidade	Média	Criptografia simétrica	Comparação por leigo[8]	Cheque bancário	Todas[6]	Nenhuma
Eletrônica avançada	Integridade	Alta	Criptografia assimétrica[2]	Firma por semelhança	Transferência de carro	Todas[6]	Receitas simples
Digital[1]	Não repúdio	Altíssima	Certificado digital público[3]	Firma por autenticidade	Escritura pública	Todas[6]	Receitas simples e controladas

1 – Assinatura eletrônica qualificada.
2 – Somada a certificado digital privado.
3 – Certificado ICP-Brasil.
4 – Aceitação relativa, relacionada a contextos especiais. Geralmente não aceita.
5 – Cenário provável.
6 – Exceto as que necessitam de notificação especial impressa (azul, amarela ou branca).
7 – Os princípios são cumulativos.
8 – Quando, para aceitar um cheque em um posto de gasolina, por exemplo, o frentista solicita um documento de identidade para fazer uma comparação leiga das assinaturas e evitar fraudes mais óbvias, pois no banco os escriturários comparam por semelhança.
NSA = Não se aplica.

Ante a epidemia de covid-19, a Portaria do Ministério da Saúde nº 467, de 20 de março de 2020, passou a autorizar que os médicos, no âmbito do atendimento por telemedicina, emitam atestados ou receitas médicas em meio eletrônico sem a necessidade de que a assinatura seja certificada pela ICP-Brasil, ou seja, **permite o uso de assinatura eletrônica simples**, mas inicialmente veta a assinatura digitalizada. No Rio Grande do Sul, a Portaria SES nº 353, de 28 de maio de 2020, também regulamentou o uso de receituários e formulários de solicitação de medicamentos, permitindo a assinatura eletrônica simples.*[186] Como dito anteriormente (ver a seção Ética – Aspectos regulatórios e normativos profissionais), a Lei nº 13.989, de 15 de abril de 2020, também vetou o uso de assinaturas ou receitas digitalizadas, mas tal veto foi posteriormente derrubado.

A partir da Lei nº 14.063, de 23 de setembro de 2020, as assinaturas eletrônicas passam a ser classificadas como simples, avançada e qualificada.[187] Essa lei determina que os documentos assinados por profissionais de saúde e relacionados a sua área de atuação são válidos para todos os fins quando for utilizada **assinatura eletrônica avançada ou qualificada** (Art. 14), desde que normatizadas por "[...] Art. 5º Ato do titular do Poder ou do órgão constitucionalmente autônomo de cada ente federativo".[187] Porém, em seu Art. 10, permite flexibilizações, somente durante o período de pandemia. A mesma lei **permite assinaturas com níveis inferiores de segurança** com o fim de reduzir contatos presenciais e impedir barreiras de acesso ao atendimento, ou seja, permite o disposto na Portaria MS nº 467 e na Lei nº 13.989.[187]

Em 13 de agosto de 2020, o Senado derrubou os dois vetos à Lei 13.989, **permitindo, durante a pandemia, o uso de assinaturas ou receitas digitalizadas**, e, após a pandemia, a regulamentação da telemedicina pelo CFM.

Portanto, durante a pandemia de covid-19, que iniciou em 2020, é permitido o menor nível de segurança com o uso de assinatura digitalizada. Ressalta-se, como já mencionado, que existem vários dispositivos para facilitar o uso de assinaturas eletrônicas simples e avançadas, e até algumas facilitações para o uso de assinatura digital por profissionais de saúde durante a pandemia, devendo a assinatura digitalizada ser usada e aceita somente em casos em

---

* A resolução permite receitas digitalizadas somente no caso de renovação de continuidade de tratamento, mas com a obrigatoriedade da apresentação da receita original.

que haja risco de barrar o acesso ou a necessidade de promover o distanciamento social ou o isolamento pessoal.

Até a elaboração deste livro, a última movimentação ocorreu em 1º de setembro de 2020, com o Senado Federal convertendo a Medida Provisória nº 983 no Projeto de Lei de Conversão nº 32/2020, que, se aprovado, irá restringir, no período pós-pandêmico, a subscrição de documentos por profissionais de saúde ao uso de assinatura digital (assinatura eletrônica qualificada) para atestados e prescrição de medicamentos controlados.

Assinatura eletrônica, certificação digital e prescrição remota ainda são temas em profunda e rápida transformação, com promissoras soluções para a melhora da segurança e da praticidade, incluindo soluções com biometria. Até o momento, os diversos estados da federação e estabelecimentos de dispensação de medicamentos estão em diferentes fases de adoção das tecnologias. Cabe ao profissional assistente orientar a pessoa atendida sobre como proceder e quais serviços em seu município procurar para que obtenha os resultados desejados de forma confiável e prática. Atualmente, no Rio Grande do Sul, existe uma boa adesão e experiências positivas de médicos e pessoas atendidas que usaram a plataforma do CREMERS para emissão de receitas com assinatura eletrônica avançada com *QR Code* e a da *Memed©* para emissão de receitas com assinatura eletrônica avançada e assinatura eletrônica qualificada (com certificação digital). O arcabouço legal sobre a prescrição remota também ainda está em construção, o que provavelmente refletirá brevemente em importantes novidades quanto à legislação em si e sua implementação.

REFERENCIAMENTO

Os referenciamentos incluem autorreferenciamentos, referenciamentos feitos para terceiros, bem como solicitações de exames ou procedimentos. Durante uma consulta remota, é necessário ter conhecimento da rede local, para saber quando, onde e com quem o atendimento tem de ocorrer. Desse modo, recomenda-se ter em mãos protocolos de encaminhamento com o passo a passo de como proceder no referenciamento, além de contatos (*e-mail*, telefone e endereço) tanto da pessoa atendida como do estabelecimento que a receberá. Em caso de emergências, o profissional de saúde poderá ligar diretamente para a remoção do paciente em ambulância (p. ex., Serviço de Atendimento Móvel de Urgência [SAMU], pelo número 192).

É boa prática encaminhar um paciente acompanhado de dados clínicos coletados até o momento por escrito, deixando claro o motivo do referenciamento. Para isso, é possível assinar e enviar digitalmente relatórios médicos (ver seção Tipos de assinatura). Da mesma maneira, ao receber um referenciamento, é importante a emissão de um parecer de contrarreferência ou laudo, para que a demanda seja contemplada e não se perca nenhum dado importante na movimentação do paciente entre serviços ou profissionais.

Ao terminar uma consulta remota que gere um referenciamento, é importante explicar para o paciente o que se espera com a conduta adotada, justificando-a e deixando claro o nível de urgência do encaminhamento.

REFERÊNCIAS

1. Gleick J. A informação: uma história, uma teoria, uma enxurrada. Tradução de Augusto Kalil. São Paulo: Companhia das Letras; 2013.

2. Bashshur RL, Shannon GW, Smith BR, Alverson DC, Antoniotti N, Barsan WG, et al. The empirical foundations of telemedicine interventions for chronic disease management. Telemed J E Health. 2014 Sep;20(9):769-800. Doi 10.1089/tmj.2016.0045.

3. Bashshur RL, Howell JD, Krupinski EA, Harms KM, Bashshur N, Doarn CR. The empirical foundations of telemedicine interventions in primary care. Telemed J E Health. 2016 May;22(5):342-75. Doi 10.1089/tmj.2016.0045.

4. Schmitz CAA, Harzheim E. Oferta e utilização de teleconsultorias para Atenção Primária à Saúde no Programa Telessaúde Brasil Redes. Rev Bras Med Fam Comunidade. 2017 Jan-Dec;12(39):1-11. Doi 10.5712/rbmfc12(39)1453.

5. Schmitz CAA, Gonçalves MR, Umpierre RN, Siqueira ACS, D'Ávila OP, Molina-Bastos CG, et al. Teleconsulta: nova fronteira da interação entre médicos e pacientes. Rev Bras Med Fam Comunidade. 2017 Jan-Dec;12(39):1-7. Doi 10.5712/rbmfc12(39)1540.

6. Harzheim E, Chueiri PS, Umpierre RN, Gonçalves MR, Siqueira ACS, D'Avil OP, et al. Telessaúde como eixo organizacional dos sistemas universais de saúde do século XXI. Rev Bras Med Fam Comunidade. 2019 Jan-Dec;14(41):1-9. Doi 10.5712/rbmfc14(41)1881.

7. Bashshur RL, Krupinski EA, Doarn CR, Merrell RC, Woolliscroft JO, Frenk J. Telemedicine across time: integrated health system of the future: a prelude. Telemed J E Health. 2020 Feb;26(2):128-30. Doi 10.1089/tmj.2019.0025.

8. Vaona A, Pappas Y, Grewal RS, Ajaz M, Majeed A, Car J. Training interventions for improving telefone consultation skills in clinicians. Cochrane Database Syst Rev. 2017;1(1):CD010034. Doi 10.1002/14651858.CD010034.pub2.

9. Van Galen LS, Car J. Telephone consultations. Br. Med. J. 2018 Mar;360:k1047. Doi 10.1136/bmj.k1047.

10. Advisory Board. A milestone: Kaiser now interacts more with patients virtually than in-person [Internet]. New York; 2016 Out 13 [citado em 16 Nov 2020]. Disponível em: https://www.advisory.com/daily-briefing/2016/10/13/kaiser-telehealth.

11. Van Galen LS, Wang CJ, Nanayakkara PWB, Paranjape K, Kramer MHH, Car J. Telehealth requires expansion of physicians' communication competencies training. Med Teach. 2019 June;41(6):714-5. Doi 10.1080/0142159x.2018.1481284.

12. Pirtle CJ, Payne K, Drolet BC. Telehealth: legal and ethical considerations for success. Telehealth and Medicine Today. 2019 June;4:1-6. Doi 10.30953/tmt.v4.144.

13. Mueller B. Telemedicine arrives in the U.K.: '10 years of change in one week'. The New York Times [Internet]. New York; 2020 Apr 7 [atualizado em 7 Abr 2020, citado em 26 Out 2020]. Disponível em: https://www.nytimes.com/2020/04/04/world/europe/telemedicine-uk-coronavirus.html.

14. Conselho Federal de Medicina (Brasil). Ofício CFM nº 1.756/2020 – CONJUR [Internet]. Brasília, DF; 19 Mar 2020 [citado em 16 Nov 2020]. Disponível em: http://portal.cfm.org.br/images/PDF/2020_oficio_telemedicina.pdf.

15. Ministério da Saúde (Brasil). Portaria nº 467, de 20 de março de 2020 [Internet]. Dispõe, em caráter excepcional e temporário, sobre as ações de Telemedicina, com o objetivo de regulamentar e operacionalizar as medidas de enfrentamento da emergência de saúde pública de importância internacional previstas no art. 3º da Lei nº 13.979, de 6 de fevereiro de 2020, decorrente da epidemia de COVID-19. Diário Oficial da União: ano 158, seção 1, Brasília, DF, ed. extra B, n. 56 B, p. 1, 23 Mar 2020 [citado em 16 Nov 2020]. Disponível em: https://pesquisa.in.gov.br/imprensa/jsp/visualiza/index.jsp?data=23/03/2020&jornal=601&pagina=1.

16. Ministério da Saúde (Brasil). Lei nº 13.989, de 15 de abril de 2020. Dispõe sobre o uso da telemedicina durante a crise causada pelo coronavírus (SARS-CoV-2) [Internet]. Diário Oficial da União: ano 158, seção 1, Brasília, DF, ed. 73, p. 1, 16 Abr 2020 [citado em 16 Nov 2020]. Disponível em: http://www.in.gov.br/en/web/dou/-/lei-n-13.989-de-15-de-abril-de-2020-252726328.

17. Secretaria Municipal da Saúde de Porto Alegre. Diretoria Geral de Atenção Primária à Saúde, Universidade Federal do Rio Grande do Sul. Faculdade de Medicina. Programa de Pós-Graduação em Epidemiologia. TelessaúdeRS (TelessaúdeRS-UFRGS). Manual de teleconsulta na APS [Internet]. Porto Alegre: 17 Jun 2020 [citado em 16 Nov 2020]. Disponível em: https://www.ufrgs.br/telessauders/documentos/Manual_teleconsultas.pdf.

18. Pygall S-A. Triagem e consulta ao telefone: estamos realmente ouvindo? Porto Alegre: Artmed; 2018.

19. Sood S, Mbarika V, Jugoo S, Dookhy R, Doarn CR, Prakash N, et al. What is telemedicine? A collection of 104 peer-reviewed perspectives and theoretical underpinnings. Telemed J E Health. 2007 Oct;13(5):573-90. Doi 10.1089/tmj.2006.0073.

20. Riva G. From telehealth to e-health: internet and distributed virtual reality in health care. Cyberpsychol Behav. 2000;3(6):989-98. Doi 10.1089/109493100452255.

21. Gagnon MP, Ngangue P, Payne-Gagnon J, Desmartis M. m-health adoption by healthcare professionals: a systematic review. J Am Med Inform Assoc. 2016 Jan;23(1):212-20. Doi 10.1093/jamia/ocv052. Catapan SC, Calvo MCM. Teleconsulta: uma revisão integrativa da interação médico-paciente mediada

pela tecnologia. Rev Bras Educ Med. 2020 Mar;44(1):e003. Doi 10.1590/1981-5271v44.1-20190224. Doi 10.3399/bjgp18X694853.

22. Catapan SC, Calvo MCM. Teleconsulta: uma revisão integrativa da interação médico-paciente mediada pela tecnologia. Rev Bras Educ Med. 2020 Mar;44(1):e003. Doi 10.1590/1981-5271v44.1-20190224. Doi 10.3399/bjgp18X694853.

23. Atherton H, Brant H, Ziebland S, Bikker A, Campbell J, Gibson A, et al. Alternatives to the face-to-face consultation in general practice: focused ethnographic case study. Br J Gen Pract. 2018 Apr;68(669):e293-300. Doi 10.3399/bjgp18X694853.

24. Ministério da Saúde (Brasil). Secretaria de Atenção à Saúde. Departamento de Atenção Hospitalar às Urgências. Coordenação Geral da Força Nacional do SUS. Protocolo de suporte básico de vida: protocolos de intervenção para o SAMU 192: serviço de atendimento móvel de urgência [Internet]. Brasília, DF: Ministério da Saúde; Fev 2016 [citado em 16 Nov 2020]. Disponível em: https://bvsms.saude.gov.br/bvs/publicacoes/protocolo_suporte_basico_vida.pdf.

25. Ministério da Saúde (Brasil). Secretaria de Atenção à Saúde. Protocolo de suporte avançado de vida. 2a ed. Brasília, DF: Ministério da Saúde;2016 [citado em 16 Nov 2020]. Available: https://bvsms.saude.gov.br/bvs/publicacoes/protocolo_suporte_avancado_vida.pdf.

26. Conselho Federal de Medicina (Brasil). Resolução CFM nº 2.217/2018 [Internet]. Aprova o Código de Ética Médica. Brasília, DF; 1 Nov 2018 [citado em 16 Nov 2020]. Disponível em: https://sistemas.cfm.org.br/normas/visualizar/resolucoes/BR/2018/2217.

27. Nittari G, Khuman R, Baldoni S, Pallotta G, Battineni G, Sirignano A, et al. Telemedicine practice: review of the current ethical and legal challenges. Telemed J E Health. 2020 Feb 12:1-11. Doi 10.1089/tmj.2019.0158.

28. Mars M. Medicolegal, ethical, and regulatory guidelines pertaining to telehealth. In: Gogia S, editor. Fundamentals of telemedicine and telehealth. Massachusetts: Academic Press; 2019. Cap. 13. p. 297-303. Doi 10.1016/B978-0-12-814309-4.00013-6.

29. Fahy N, World Health Organization: regional office for Europe, European Comission, European Observatory on Healtg Systems and Policies. Cross-country analysis: how are countries using digital health tools in responding to COVID-19? [Internet]. Geneva; 2020 Apr 28 [citado em 16 Nov 2020]. Disponível em: https://analysis.covid19healthsystem.org/index.php/2020/04/28/how-are-countries-using-digital-health-tools-in-responding-to-covid-19/.

30. Gilbert S. COVID-19: sharing health data in the US and Canada. Lexology PRO Compliance [Internet]. 2020 May 1 [citado em 16 Nov 2020]. Disponível em: https://www.lexology.com/library/detail.aspx?g=5c470ea7-5dd4-4324-83a5-0bba32754b53.

31. Gilbert S. COVID-19: sharing health data in the UK and EU. Lexology PRO Compliance [Internet]. 2020 May 4 [citado em 16 Nov 2020]. Disponível em: https://www.lexology.com/library/detail.aspx?g=42a3df19-e111-4a4f-936f-739b59acf42c.

32. World Medical Association. WMA statement on accountability, responsibilities and ethical guidelines in the practice of telemedicine [Internet]. Ferney-Voltaire; 1999 [citado em 16 Nov 2020]. Disponível em: https://www.wma.net/policies-post/wma-statement-on-accountability-responsibilities-and-ethical-guidelines-in-the-practice-of-telemedicine/.

REFERÊNCIAS

33. World Medical Asssociation. WMA statement on the ethics of telemedicine [Internet]. Ferney-Voltaire; 2020 Sep 23 [citado em 16 Nov 2020]. Disponível em: https://www.wma.net/policies-post/wma-statement-on-the-ethics-of-telemedicine/.

34. Conselho Federal de Medicina (Brasil). Resolução CFM nº 1.643/2002 [Internet]. Define e disciplina a prestação de serviços através da Telemedicina. Brasília, DF; 26 Ago 2002 [citado em 16 Nov 2020]. Disponível em: https://sistemas.cfm.org.br/normas/visualizar/resolucoes/BR/2002/1643.

35. Conselho Federal de Medicina (Brasil). Resolução CFM nº 1.931/2009 [Internet]. Aprova o Código de Ética Médica. Brasília, DF: CFM; 24 Set 2009 [Retificada em 13 Out 2009, citado em 16 Nov 2020]. Disponível em: https://portal.cfm.org.br/index.php?option=com_content&id=20670:resolucao-cfm-no-19312009-.

36. Conselho Federal de Medicina (Brasil). Resolução CFM nº 1.974/2011 [Internet]. Estabelece os critérios norteadores da propaganda em Medicina, conceituando os anúncios, a divulgação de assuntos médicos, o sensacionalismo, a autopromoção e as proibições referentes à matéria. Brasília, DF; 19 Ago 2011 [citado em 16 Nov 2020]. Disponível em: https://sistemas.cfm.org.br/normas/visualizar/resolucoes/BR/2011/1974.

37. Conselho Federal de Medicina (Brasil). Resolução CFM nº 2.107/2014 [Internet]. Define e normatiza a Telerradiologia e revoga a Resolução CFM nº 1890/09, publicada no D.O.U. de 19 janeiro de 2009, Seção I, p. 94-5p. Brasília, DF; 17 Dez 2014 [citado em 16 Nov 2020]. Disponível em: https://sistemas.cfm.org.br/normas/arquivos/resolucoes/BR/2014/2107_2014.pdf.

38. Conselho Federal de Medicina (Brasil). Processo-consulta CFM nº 50/2016: parecer CFM nº 14/2017. Assunto: uso do WhatsApp em ambiente hospitalar. Brasília, DF; 27 Abr 2017 [citado em 16 Nov 2020]. Disponível em: https://sistemas.cfm.org.br/normas/visualizar/pareceres/BR/2017/14.

39. Conselho Federal de Medicina (Brasil). Resolução CFM nº 2.227/2018 [Internet]. Define e disciplina a telemedicina como forma de prestação de serviços médicos mediados por tecnologias. Brasília, DF; 6 Fev 2019 [citado em 16 Nov 2020]. Disponível em: https://sistemas.cfm.org.br/normas/visualizar/resolucoes/BR/2018/2227.

40. Conselho Federal de Psicologia (Brasil). Resolução CFP n° 011/2012 [Internet]. Regulamenta os serviços psicológicos realizados por meios tecnológicos de comunicação a distância, o atendimento psicoterapêutico em caráter experimental e revoga a Resolução CFP n° 12/2005 [Internet]. Brasília, DF; 21 Jun 2012 [citado em 16 Nov 2020]. Disponível em: https://site.cfp.org.br/wp-content/uploads/2012/07/Resoluxo_CFP_nx_011-12.pdf.

41. Conselho Federal de Psicologia (Brasil). Resolução nº 11, de 11 de maio de 2018 [Internet]. Regulamenta a prestação de serviços psicológicos realizados por meios de tecnologias da informação e da comunicação e revoga a Resolução CFP Nº 11/2012. Brasília, DF; 11 Maio 2018 [citado em 16 Nov 2020]. Disponível em: https://site.cfp.org.br/wp-content/uploads/2018/05/RESOLU%C3%87%C3%83O-N%C2%BA-11-DE-11-DE-MAIO-DE-2018.pdf.

42. Agência Nacional de Saúde Suplementar (Brasil). Processo nº: 33910.007506/2020-98: Nota Técnica nº 3/2020/DIRAD-DIDES/DIDES [Internet]. Brasília, DF; 30 Mar 2020 [citado em 16 Nov 2020]. Disponível em: https://www.ans.gov.br/images/stories/noticias/pdf/covid_19/Nota_Tecnica_n_3_2020_DIRAD-DIDES_DIDES.pdf.

43. Conselho Regional de Medicina do Estado do Rio Grande do Sul. Resolução CREMERS nº 10/2020 [Internet]. Define, em caráter excepcional e temporário, as diretrizes éticas para os atendimentos médicos realizados por meios remotos (Telemedicina) por intermédio de Operadoras de Planos de Saúde enquanto perdurarem as medidas para enfrentamento da emergência de saúde pública de importância internacional decorrente da epidemia do Coronavírus (COVID-19) no Estado do Rio Grande do Sul. Porto Alegre; 18 Maio 2020 [citado em 16 Nov 2020]. Disponível em: https://cremers.org.br/wp-content/uploads/2020/05/18.05.2020-Resolu%C3%A7%C3%A3o-102020-do-CREMERS.pdf.

44. Brasil. Decreto nº 9.723, de 11 de março de 2019 [Internet]. Altera o Decreto nº 9.094, de 17 de julho de 2017, o Decreto nº 8.936, de 19 de dezembro de 2016, e o Decreto nº 9.492, de 5 setembro de 2018, para instituir o Cadastro de Pessoas Físicas – CPF como instrumento suficiente e substitutivo da apresentação de outros documentos do cidadão no exercício de obrigações e direitos ou na obtenção de benefícios e regulamentar dispositivos da Lei nº 13.460, de 26 de junho de 2017. Diário Oficial da União: ano 157, seção 1, Brasília, DF, , n. 48, p. 2, 12 Mar 2019 [retificado 18 Mar 2019, citado em 16 Nov 2020]. Disponível em: https://pesquisa.in.gov.br/imprensa/jsp/visualiza/index.jsp?data=12/03/2019&jornal=515&pagina=2&totalArquivos=46.

45. Secretaria da Saúde (Rio Grande do Sul). Cuidar+ [Internet]. Porto Alegre; 2020 [citado em 16 Nov 2020]. Disponível em: https://coronavirus.rs.gov.br/cuidar-mais.

46. Secretaria da Saúde (Rio Grande do Sul). Coordenação de Política de Assistência Farmacêutica. Conselho das Secretarias Municipais de Saúde do Rio Grande do Sul. Nota Técnica Conjunta CPAF/SES-RS – COSEMS/RS nº 02/2020 [Internet]. Porto Alegre; 14 Maio 2020 [citado em 16 Nov 2020]. Disponível em: https://saude.rs.gov.br/upload/arquivos/202005/18162727-nota-tecnica-conjunta--cpaf-cosems-02-2020.pdf.

47. Agência Nacional de Vigilância Sanitária (Brasil). Sistema Eletrônico de Informações (SEI). Ofício 0908270. [Internet]. Brasília, DF; [citado em 16 Nov 2020, acesso restrito]. Disponível em: https://sip-sei.anvisa.gov.br/sip/login.php?sigla_orgao_sistema=ANVISA&sigla_sistema=SEI&infra_url=L-3NlaS8=.

48. Conselho Federal de Farmácia (Brasil). Comunicação do CFF. CFF é convidado a debater prescrição e dispensação de receitas digitais na Casa Civil [Internet]. Brasília, DF; 8 Jul 2020 [citado em 16 Nov 2020]. Disponível em: https://www.cff.org.br/noticia.php?id=5882.

49. Conselho Federal de Enfermagem (Brasil). Resolução COFEN nº 634/2020 [Internet]. Autoriza e normatiza, "ad referendum" do Plenário do Cofen, a teleconsulta de enfermagem como forma de combate à pandemia provocada pelo novo coronavírus (Sars-Cov-2), mediante consultas, esclarecimentos, encaminhamentos e orientações com uso de meios tecnológicos, e dá outras providências. Brasília, DF; 26 Mar 2020 [citado em 16 Nov 2020]. Disponível em: http://www.cofen.gov.br/resolucao-cofen-no-0634-2020_78344.html.

50. Conselho Federal de Odontologia (Brasil). Resolução CFO-228/2020 [Internet]. Regulamenta o artigo 5º da Resolução CFO 226/2020. Brasília, DF; 16 Jul 2020 [citado em 16 Nov 2020]. Disponível em: http://www.crosp.org.br/uploads/arquivo/9fb935f04d1b8e4d8eed246b9e82aa0f.pdf.

51. Brasil. Resolução nº 226, de 4 de junho de 2020 [Internet]. Dispõe sobre o exercício da Odontologia a distância, mediado por tecnologias, e dá outras providências. Diário Oficial da União: ano 158, seção 1, Brasília, DF, ed 107, p. 61, 5 Jun 2020 [citado em 16 Nov 2020]. Disponível em: http://www.in.gov.br/web/dou/-/resolucao--n-226-de-4-de-junho-de-2020-260295994.

52. Conselho Federal de Nutricionistas (Brasil). Resolução nº 646, de 18 de março de 2020 [Internet]. Suspende até o dia 31 de agosto de 2020 o disposto no artigo 36 da Resolução CFN nº 599, de 25 de fevereiro de 2018, que aprova o Código de Ética e de Conduta dos Nutricionistas. Diário Oficial da União: ano 158, seção 1, Brasília, DF, ed 54, p. 81, 19 Mar 2020 [citado em 16 Nov 2020]. Disponível em: http://www.in.gov.br/en/web/dou/-/resolucao-n-646-de-18-de-marco-de-2020-248808850.

53. Conselho Federal de Fisioterapia e Terapia Ocupacional (Brasil). Resolução nº 516, de 20 de março de 2020 [Internet]. Teleconsulta, telemonitoramento e teleconsultoria. Brasília, DF; 23 Mar 2020 [citado em 16 Nov 2020]. Disponível em: https://www.coffito.gov.br/nsite/?p=15825.

54. Brasil. Resolução CFFA nº 580, de 20 de agosto de 2020 [Internet]. Dispõe sobre a regulamentação da Telefonoaudiologia e dá outras providências. Diário Oficial da União: ano 158, seção 1, Brasília, DF, ed 163, p. 131, 25 Ago 2020 [citado em 16 Nov 2020]. Disponível em: https://www.in.gov.br/en/web/dou/-/resolucao-cffa-n-580-de-20-de-agosto-de-2020-273916256.

55. Conselho Federal de Psicologia (Brasil). Resolução nº 4, de 26 de março de 2020 [Internet]. Dispõe sobre regulamentação de serviços psicológicos prestados por meio de Tecnologia da Informação e da Comunicação durante a pandemia [da] COVID-19. Diário Oficial da União: ano 158, seção 1, Brasília, DF, ed 61, p. 251, 30 Mar 2020 [citado em 16 Nov 2020]. Disponível em: http://www.in.gov.br/en/web/dou/-/resolucao-n-4-de-26-de-marco-de-2020-250189333.

56. Conselho Regional de Educação Física da 4ª Região (São Paulo). Resolução CREF4/SP nº 123/2020 [Internet]. Dispõe sobre o Teleatendimento realizado pelo Profissional de Educação Física no território de competência do Conselho Regional de Educação Física da 4ª Região Estado de São Paulo – CREF4/SP. São Paulo; 15 Abr 2020 [citado em 16 Nov 2020]. Disponível em: https://www.crefsp.gov.br/link/16416-Resolu%C3%A7%C3%A3o-CREF4-SP-n%C2%BA-123-2020.

57. Conselho Federal de Serviço Social (Brasil). CFESS divulga nota sobre o exercício profissional diante da pandemia do Coronavírus [Internet]. Brasília, DF; 18 Mar 2020 [citado em 16 Nov 2020]. Disponível em: http://www.cfess.org.br/visualizar/noticia/cod/1679.

58. Zuger A. A evolução tecnológica afasta médicos de pacientes [Internet]. UOL Ciência e Saúde; 30 Out 2009 [citado em 16 Nov 2020]. Disponível em: https://noticias.uol.com.br/ultnot/cienciaesaude/ultnot/2009/10/30/artigo-a-evolucao-tecnologica-afasta-medicos-de-pacientes.jhtm.

59. Dixon J, Welch HG. Priority setting: lessons from Oregon. Lancet. 1991 Apr 13;337(8746):891-4. Doi 10.1016/0140-6736(91)90213-9.

60. Andersen R. Medicine's dilemmas: infinite needs versus finite resources. JAMA. 1994;272(23):1870-1.

61. Sabik LM, Lie RK. Priority setting in health care: lessons from the experiences of eight countries. Int J Equity Health. 2008 Jan 21;7:4. Doi 10.1186/1475-9276-7-4.

62. Rasmussen J. Competitive and Innovation Programme. Universal solutions in telemedicine deployment for European heath care: (Grant Agreement No 325215): D1.8 Final Report Version 1.2 [Internet]. 2017 Dec 20 [citado em 16 Nov 2020]. Disponível em: https://ntmc.fnol.cz/uploads/composer/p06lb78c80-D1.8-v1.2-United4Health-Final-Report.pdf.

63. Thomas L, Capistrano G. State telemedicine gaps analysis: physician practice standards & licensure [Internet]. Washington: American Telemedicine Association; 2017 Feb [citado em 16 Nov 2020].

Disponível em: https://utn.org/resources/downloads/50-state-telemedicine-gaps-analysis-physician-practice-standards-licensure.pdf.

64. Brasil. Lei nº 13.732, de 8 de novembro de 2018 [Internet]. Altera a Lei nº 5.991, de 17 de dezembro de 1973, que dispõe sobre o Controle Sanitário do Comércio de Drogas, Medicamentos, Insumos Farmacêuticos e Correlatos, para definir que a receita tem validade em todo o território nacional, independentemente da unidade federada em que tenha sido emitida. Diário Oficial da União: ano 156, seção 1, Brasília, DF, ed 216, p. 3, 9 Nov 2018 [citado em 16 Nov 2020]. Disponível em: https://www.in.gov.br/materia/-/asset_publisher/Kujrw0TZC2Mb/content/id/49480368/do1-2018-11-09-lei-n-13-732-de-8-de-novembro-de-2018-49480162.

65. Mendes EV. Desafios do SUS [Internet]. Brasília, DF: CONASS; 2019 [citado em 16 Nov 2020]. Disponível em: http://www.conass.org.br/biblioteca/download/7232/.

66. U.S. Department of Health and Human Services. Notificación de discreción de cumplimiento para comunicaciones remotas de telemedicina durante la emergencia nacional de salud pública por el COVID-19 [Internet]. Washington; 23 Mar 2020 [citado em 16 Nov 2020]. Disponível em: https://www.hhs.gov/sites/default/files/notificacion-de-discrecion-para-telemedicina.pdf.

67. Conselho Federal de Medicina (Brasil). Resolução CFM nº 1.821/2007. Aprova as normas técnicas concernentes à digitalização e uso dos sistemas informatizados para a guarda e manuseio dos documentos dos prontuários dos pacientes, autorizando a eliminação do papel e a troca de informação identificada em saúde. Brasília, DF; 23 Nov 2007 [citado em 16 Nov 2020]. Disponível em: https://sistemas.cfm.org.br/normas/visualizar/resolucoes/BR/2007/1821.

68. Brasil. Lei nº 13.709, de 14 de agosto de 2018 [Internet]. Lei Geral de Proteção de Dados Pessoais (LGPD). Diário Oficial da União: ano 157, seção 1, Brasília, DF, n. 157, p. 59, 15 Ago 2018 [citado em 16 Nov 2020]. Disponível em: http://www.planalto.gov.br/ccivil_03/_ato2015-2018/2018/lei/L13709.htm.

69. Guirão A. LGPD e o mito do consentimento para tratamento dos dados de saúde [Internet]. LEC: Legal Ethics Compliance; 20 Fev 2020 [citado em 16 Nov 2020]. Disponível em: https://lec.com.br/blog/lgpd-e-o-mito-do-consentimento-para-tratamento-dos-dados-de-saude/

70. Cavalcante S. A porta e suas múltiplas significações. Estudo de Psicologia [Internet]. 2003 [citado em 16 Nov 2020];8(2):281-8. Disponível em: https://www.scielo.br/pdf/epsic/v8n2/19044.pdf.

71. Herrera F, Oh SY, Bailenson JN. Effect of behavioral realism on social interactions inside collaborative virtual environments [Internet]. Stanford: VHIL; 2019 [citado em 16 Nov 2020]. Disponível em: https://vhil.stanford.edu/pubs/2019/effect-of-behavioral-realism-on-social-interactions-inside--collaborative-virtual-environments/.

72. First Nations of Quebec and Labrador Health and Social Services Commission. Teleconsultation room design [Internet]. Quebec; 2016 [citado em 16 Nov 2020]. Disponível em: http://www.cssspnql.com/docs/default-source/centre-de-documentation/doc_telesante_salle_eng_web.pdf?sfvrsn=2.

73. Major J. Telemedicine room design. J Telemed Telecare. 2005;11(1):10-4. Doi 10.1177/1357633X0501100103.

74. Bailenson JN, Blascovich J, Beall AC, Loomis JM. Interpersonal distance in immersive virtual environments. Pers Soc Psychol Bull. 2003 July;29(7):819-33. Doi 10.1177/0146167203029007002.

75. Rubinstein JS, Meyer DE, Evans JE. Executive control of cognitive processes in task switching. J Exp Psychol Hum Percept Perform. 2001 Aug;27(4):763-97. Doi 10.1037//0096-1523.27.4.763.

76. Uncapher MR, Wagner AD. Minds and brains of media multitaskers: current findings and future directions. Proc Natl Acad Sci U S A. 2018;115(40):9889-96. Doi 10.1073/pnas.1611612115.

77. Jiang M. The reason Zoom calls drain your energy [Internet]. BBC. 2020 Apr 22 [citado em 26 Out 2020]. Disponível em: https://www.bbc.com/worklife/article/20200421-why-zoom-video--chats-a-re-so-exhausting.

78. Getting It Right First Time, NHS England, NHS Improvement. Clinical guide for the management of remote consultations and remote working in secondary care during the coronavirus pandemic [Internet]. London: NHS; 2020 Mar 27 [citado em 16 Nov 2020]. Disponível em: https://www.england.nhs.uk/coronavirus/wp-content/uploads/sites/52/2020/03/C0044-Specialty-Guide-Virtual-Working-and-Coronavirus-27-March-20.pdf.

79. Schoenenberg K, Raake A, Koeppe J. Why are you so slow? Misattribution of transmission delay to attributes of the conversation partner at the far-end. Int J Hum Comput Stud. 2014;72(5):477-87. Doi 10.1016/j.ijhcs.2014.02.004.

80. Radabaugh MP. NIDRR's long range plan: technology for access and function research section two: NIDDR research agenda. Washington: American Institutes for Research; 1993.

81. Chaveiro N, Porto CC, Barbosa MA. Relação do paciente surdo com o médico. Rev Bras Otorrinolaringol. 2009;75(1):147-50. Doi 10.1590/S0034-72992009000100023.

82. Ministério do Planejamento, Orçamento e Gestão, Instituto Brasileiro de Geografia e Estatística. Diretoria de Pesquisas. Coordenação de Trabalho e Rendimento. Pesquisa nacional de saúde: 2013: acesso e utilização dos serviços de saúde, acidentes e violências: Brasil, grandes regiões e unidades da federação [Internet]. Rio de Janeiro: IBGE; 2015 [citado em 16 Nov 2020]. Disponível em: https://biblioteca.ibge.gov.br/visualizacao/livros/liv94074.pdf.

83. Brasil. Lei nº 13.146, de 6 de julho de 2015 [Internet]. Institui a Lei Brasileira de Inclusão da Pessoa com Deficiência (Estatuto da Pessoa com Deficiência. Diário Oficial da União: ano 153, seção 1, Brasília, DF, n. 127, p. 2, 7 Jul 2015 [citado em 16 Nov 2020]. Disponível em: http://www.planalto.gov.br/ccivil_03/_ato2015-2018/2015/lei/l13146.htm.

84. McElvery R. MIT students invent simple device that makes printed text accessible to the blind [Internet]. MIT Technology Review; 2008 Apr 25 [citado em 16 Nov 2020]. Disponível em: https://www.technologyreview.com/2017/04/25/152177/mit-students-invent-simple-device-that-makes-printed--text-accessible-to-the-blind/.

85. Berwick DM. Choices for the "New Normal." JAMA. 2020 May 2;323(21):2125-6. Doi 10.1001/jama.2020.6949.

86. Liu Q, Peng W, Zhang F, Hu R, Li Y, Yan W. The effectiveness of blended learning in health professions: systematic review and meta-analysis. J Med Internet Res. 2016;18(1):e2. Doi 10.2196/jmir.4807.

87. Brasil. Lei nº 12.551, de 15 de dezembro de 2011 [Internet]. Altera o art. 6o da Consolidação das Leis do Trabalho (CLT), aprovada pelo Decreto-Lei nº 5.452, de 1o de maio de 1943, para equiparar os efeitos jurídicos da subordinação exercida por meios telemáticos e informatizados à exercida

por meios pessoais e diretos. Diário Oficial da União: ano 149, seção 1, Brasília, DF, p. 3, 16 Dez 2011 [citado em 16 Nov 2020].Disponível em: http://www.planalto.gov.br/ccivil_03/_ato2011-2014/2011/lei/l12551.htm.

88. Vidal TB, Rocha SA, Harzheim E, Hauser L, Tesser CD. Scheduling models and primary health care quality: a multilevel and cross-sectional study. Rev Saúde Pública. 2019 May 6;53:38. Doi 10.11606/s1518-8787.2019053000940.

89. Murray M, Berwick DM. Advanced access: reducing waiting and delays in primary care. JAMA. 2003 Feb 26;289(8):1035-40. Doi 10.1001/jama.289.8.1035.

90. Altschuler J, Margolius D, Bodenheimer T, Grumbach K. Estimating a reasonable patient panel size for primary care physicians with team-based task delegation. Ann Fam Med. 2012 Sep-Oct;10(5):396-400. Doi 10.1370/afm.1400.

91. Castro FAG, Santos AO, Reis GVL, Viveiros LB, Torres MH, Oliveira Junior PP. Telemedicina rural e COVID-19: ampliando o acesso onde a distância já era regra. Rev Bras Med Fam Comunidade. 2020 Jan-Dez;15(42):1-14. Doi 10.5712/rbmfc15(42)2484.

92. Mendes EV. As redes de atenção à saúde [Internet]. Brasília, DF: Portal da Inovação na Gestão do SUS; 23 Mar 2012 [citado em 16 Nov 2020]. Disponível em: https://apsredes.org/as-redes-de-atencao--a-saude-eugenio-vilaca-mendes/.

93. Conselho Nacional de Secretários de Saúde (Brasil). A atenção primária e as redes de atenção à saúde [Internet]. Brasília, DF: CONASS; 2015 [citado em 16 Nov 2020]. Disponível em: https://www.conass.org.br/biblioteca/pdf/A-Atencao-Primaria-e-as-Redes-de-Atencao-a-Saude.pdf.

94. Gogia S. Telesupport for the primary care practitioner. In: Gogia S, editor. Fundamentals of telemedicine and telehealth. Cambridge: Academic Press; 2019. p. 161-83.

95. Katz N, Roman R, Rados DV, Oliveira EB, Schmitz CAA, Gonçalves MR, et al. Acesso e regulação ao cuidado especializado no Rio Grande do Sul: a estratégia RegulaSUS do TelessaúdeRS-UFRGS. Ciênc. saúde coletiva. 2020 Abr 6;25(4):1389-400. Doi 10.1590/1413-81232020254.28942019.

96. Harzheim E, Martins C, Wollmann L, Pedebos LA, Faller LA, Marques MC, et al. Ações federais para apoio e fortalecimento local no combate ao COVID-19: a Atenção Primária à Saúde (APS) no assento do condutor. Ciênc. Saúde Coletiva. 2020 Jun 5;25(suppl 1):2493-7. Doi 10.1590/1413-81232020256.1.11492020.

97. Lopes JMC, Silveira BN, Oliveira EA, Santos FS. Nem você acreditava que este lance daria tão certo, Carlos Grossman! Rev Bras Med Fam Comunidade. 2014 Jna-Mar;9(30):83-4. Doi 10.5712/rbmfc9(30)848.

98. Michard F. A sneak peek into digital innovations and wearable sensors for cardiac monitoring. J Clin Monit Comput. 2017;31(2):253-9. Doi 10.1007/s10877-016-9925-6.

99. Dixon RF, Stahl JE. Virtual visits in a general medicine practice: a pilot study. Telemed J E Health. 2008 Aug;14(6):525-30. Doi 10.1089/tmj.2007.0101.

100. Tates K, Antheunis ML, Kanters S, Nieboer TE, Gerritse MB. The Effect of screen-to-screen versus face-to-face consultation on doctor-patient communication: an experimental study with simulated patients. J Med Internet Res. 2017 Dec;19(12):e421. Doi 10.2196/jmir.8033.

101. Thompson JC, Cichowski SB, Rogers RG, Qeadan F, Zambrano J, Wenzl C, et al. Outpatient visits versus telephone interviews for postoperative care: a randomized controlled trial. Int Urogynecol J. 2019 Oct;30(10):1639-46. Doi 10.1007/s00192-019-03895-z.

102. Jones G, Brennan V, Jacques R, Wood H, Dixon S, Radley S. Evaluating the impact of a "virtual clinic" on patient experience, personal and provider costs of care in urinary incontinence: a randomised controlled trial. PLoS One. 2018 Jan 18;13(1):e0189174. Doi 10.1371/journal.pone.0189174.

103. Lopes JMC, Ribeiro JAR. A pessoa como centro do cuidado na prática do médico de família. Rev Bras Med Fam Comunidade. 2015 Jan-Mar;10(34):1-13. Doi 10.5712/rbmfc10(34)870.

104. Ruben R, Oliveira ACD, Savassi LCM, Souza LC, Dias RB. Abordagem centrada nas pessoas. Rev Bras Med Fam Comunidade. 2009 Jan-Dez;4(16):245-59. Doi 10.5712/rbmfc4(16)162.

105. Ceron M. Habilidades de comunicação: abordagem centrada na pessoa [Internet]. São Paulo: UNASUS UNIFESP; 2011 [citado em 26 Out 2020]. Disponível em: https://www.unasus.unifesp.br/biblioteca_virtual/esf/2/unidades_conteudos/unidade24/unidade24.pdf.

106. Wenceslau LD, Fonseca VKT, Dutra LA, Caldeira LG. Um roteiro de entrevista clínica centrada na pessoa para a graduação médica. Rev Bras Med Fam Comunidade. 2020 Jna-Dez;15(42):1-8. Doi 10.5712/rbmfc15(42)2154.

107. Majumder S, Deen MJ. Smartphone sensors for health monitoring and diagnosis. Sensors (Basel). 2019 May 9;19(9):2164. Doi 10.3390/s19092164.

108. Lee KJ, Finnane A, Soyer HP. Recent trends in teledermatology and teledermoscopy. Dermatol Pract Concept. 2018 July;8(3):214-23. Doi 10.5826/dpc.0803a13.

109. Bifolck E, Fink A, Pedersen D, Gregory T. Smartphone imaging for the ophthalmic examination in primary care. JAAPA. 2018 Aug;31(8):34-8. Doi 10.1097/01.JAA.0000541482.54611.7c.

110. Mackay DD, Garza PS, Bruce BB, Newman NJ, Biousse V. The demise of direct ophthalmoscopy: a modern clinical challenge. Neurol Clin Pract. 2015 Apr;5(2):150-7. Doi 10.1212/CPJ.0000000000000115.

111. Erkkola-Anttinen N, Irjala H, Laine MK, Tähtinen PA, Löyttyniemi E, Ruohola A. Smartphone otoscopy performed by parents. Telemed J E Health. 2019 June;25(6):477-84. Doi 10.1089/tmj.2018.0062.

112. Nachum S, Stern ME, Greenwald PW, Sharma R. Use of physician-guided patient self-examination to diagnose appendicitis: a telemedicine case report. Telemed J E Health. 2019 Aug 1;25(8):769-71. Doi 10.1089/tmj.2018.0115.

113. Myers DR, Weiss A, Rollins MR, Lam WA. Towards remote assessment and screening of acute abdominal pain using only a smartphone with native accelerometers. Sci Rep. 2017 Oct 6;7(1):12750. Doi 10.1038/s41598-017-13076-x.

114. Chandrasekhar A, Kim C-S, Naji M, Natarajan K, Hahn J-O, Mukkamala R. Smartphone-based blood pressure monitoring via the oscillometric finger-pressing method. Sci Transl Med. 2018 Mar 7;10(431):eaap8674. Doi 10.1126/scitranslmed.aap8674.

115. Luo H, Yang D, Barszczyk A, Vempala N, Wei J, Wu SJ, et al. Smartphone-based blood pressure measurement using transdermal optical imaging technology. Circ Cardiovasc Imaging. 2019 Aug;12(8):e008857. Doi 10.1161/CIRCIMAGING.119.008857.

116. Geng Z, Zhang X, Fan Z, Lv X, Su Y, Chen H. Recent progress in optical biosensors based on smartphone platforms. Sensors (Basel). 2017 Oct 25;17(11):2449. Doi 10.3390/s17112449.

117. Schwartz E. Mobile healthcare gets the feel of haptics [Internet]. Mobi Health News; 2014 Jan 20 [citado em 26 Out 2020]. Disponível em: https://www.mobihealthnews.com/news/mobile-healthcare-gets-feel-haptics-robotics-telemedicine.

118. Framework for haptic psycho therapy [Internet]. My Weblog; [2006?, citado em 26 Out 2020]. Disponível em: https://testtotesttest.wordpress.com/2006/07/21/framework-for-haptic-psycho--therapy/.

119. Arafsha F, Zhang L, Dong H, Saddik AE. Contactless haptic feedback: state of the art. In: IEEE International Symposium on Haptic, Audio and Visual Environments and Games (HAVE); 2015 Oct 11; Ottawa. Ottawa: IEEE; 2015. p. 1-6. Doi 10.1109/HAVE.2015.7359447.

120. Campisano F, Ozel S, Ramakrishnan A, Dwivedi A, Gkotsis N, Onal CD, et al. Towards a soft robotic skin for autonomous tissue palpation. In: IEEE International Conference on Robotic and Automation (ICRA); 2017; Singapore. Singapore: IEEE; 2017. p. 6150-5. Doi 10.1109/ICRA.2017.7989729.

121. Pacchierotti C, Sinclair S, Solazzi M, Frisoli A, Hayward V, Prattichizzo D. Wearable haptic systems for the fingertip and the hand: taxonomy, review, and perspectives. IEEE Trans Haptics. 2017 Oct-Dec;10(4):580-600. Doi 10.1109/TOH.2017.2689006.

122. Robinson JK, Gaber R, Hultgren B, Eilers S, Blatt H, Stapleton J, et al. Skin self-examination education for early detection of melanoma: a randomized controlled trial of Internet, workbook, and in-person interventions. J Med Internet Res. 2014 Jan 13;16(1):e7. Doi 10.2196/jmir.2883.

123. Alexis Arasu A, Meah N, Rodney Sinclair R. Skin checks in primary care. Aust. J. Gen. Pract. 2019 Set;48(9). Doi 10.31128/AJGP-03-19-4887.

124. World Health Organization. Cancer. Breast cancer: prevention and control [Internet]. Geneva; c2020 [citado em 16 Nov 2020]. Disponível em: https://www.who.int/cancer/detection/breastcancer/en/index3.html.

125. Saab MM, Landers M, Hegarty J. Promoting testicular cancer awareness and screening: a systematic review of interventions. Cancer Nurs. Nov/Dec 2016;39(6):473-487. Doi 10.1097/NCC.0000000000000333.

126. Jethwak H, Abraham S. Should we be using the Covid-19 outbreak to prompt us to transform our rheumatology service delivery in the technology age? Rheumatology (Oxford). 2020 May 22: keaa218. Doi 10.1093/rheumatology/keaa218.

127. Mawaddah A, H S Gendeh, S G Lum, Marina MB. Upper respiratory tract sampling in COVID-19. Malays J Pathol. 2020 Apr [citado em 16 Nov 2020];42(1):23-35. Disponível em: https://pubmed.ncbi.nlm.nih.gov/32342928/.

128. Polman NJ, Ebisch RMF, Heideman DAM, Melchers WJG, Bekkers RLM, Molijn AC, et al. Performance of human papillomavirus testing on self-collected versus clinician-collected samples for the detec-

tion of cervical intraepithelial neoplasia of grade 2 or worse: a randomised, paired screen-positive, non-inferiority trial. Lancet Oncol. 2019 Feb;20(2):229-238. Doi 10.1016/S1470-2045(18)30763-0.

129. Saidu R, Kuhn L, Tergas A, Boa R, Moodley J, Svanholm-Barrie C, et al. Performance of Xpert HPV on self-collected vaginal samples for cervical cancer screening among women in South Africa. J Low Genit Tract Dis. 2020 Oct 23. Doi 10.1097/LGT.0000000000000575. Online ahead of print.

130. Jethwa H, Abraham S. Should we be using the Covid-19 outbreak to prompt us to transform our rheumatology service delivery in the technology age? Rheumatology (Oxford). 2020 July 1;59(7):1469-71. Doi 10.1093/rheumatology/keaa218.

131. Ansary AM, Martinez JN, Scott JD. The virtual physical exam in the 21st century. J Telemed Telecare. 2019;1357633X19878330. Doi 10.1177/1357633X19878330.

132. Showalter G. Telehealth physical exam [Internet]. Kansas City: Caravan Health; 2020 [citado em 26 Out 2020]. Disponível em: https://caravanhealth.com/CaravanHealth/media/Resources-Page/Telehealth_PhysicalExam.pdf.

133. Stefani SD, Barros E. Clínica médica: consulta rápida. 5a ed. Porto Alegre: Artmed; 2020.

134. Aungst LA. Can telemedicine improve triage and patient satisfaction in urgent care settings? J Am Assoc Nurse Pract. 2019 Mar;31(3):162-6. Doi 10.1097/JXX.0000000000000117.

135. Perera C, Chakrabarti R, Islam FMA, Crowston J. The eye phone study: reliability and accuracy of assessing Snellen visual acuity using smartphone technology. Eye (Lond). 2015 July;29(7):888-94. Doi 10.1038/eye.2015.60.

136. Pathipati AS, Wood EH, Lam CK, Sáles CS, Moshfeghi DM. Visual acuity measured with a smartphone app is more accurate than Snellen testing by emergency department providers. Graefes Arch Clin Exp Ophthalmol. 2016 June;254(6):1175-80. Doi 10.1007/s00417-016-3291-4.

137. Avidor D, Loewenstein A, Waisbourd M, Nutman A. Cost-effectiveness of diabetic retinopathy screening programs using telemedicine: a systematic review. Cost Eff Resour Alloc. 2020 Apr 6;18:16. Doi 10.1186/s12962-020-00211-1.

138. Organização Pan-Americana da Saúde, Ministério da Saúde. Prêmio APS Forte para o Sus: acesso universal. Teleoftalmologia como estratégia de atenção integral à saúde ocular junto aos médicos e pacientes da rede de atenção primária à saúde do Rio Grande do Sul: Projeto Olhar Gaúcho [Internet]. Brasíla, DF [2017, citado em 26 Out 2020]. Disponível em: https://apsredes.org/premioapsforte/. teleoftalmologia-como-estrategia-de-atencao-integral-a-saude-ocular-junto-aos-medicos-e-pacientes-da-rede-de-atencao-primaria-a-saude-do-rio-grande-do-sul-projeto-olhar-gaucho/.

139. Zanotto BS, Etges APBS, Siqueira AC, Silva RS, Molina-Bastos C, Araujo AL, et al. Avaliação econômica de um serviço de telemedicina para ampliação da atenção primária à saúde no Rio Grande do Sul: o microcusteio do Projeto TeleOftalmo. Ciênc Saúde Colet. 2020 Apr;25(4):1349-60. Doi 10.1590/1413-81232020254.28992019.

140. Araujo AL, Moreira TC, Rados DRV, Gross PB, Molina-Bastos CG, Katz N, et al. The use of telemedicine to support Brazilian primary care physicians in managing eye conditions: The TeleOftalmo Project. PLoS One. 2020 Apr 2;15(4):e0231034. Doi 10.1371/journal.pone.0231034.

141. Hagge D, Knopf A, Hofauer B. Chancen und Einsatzmöglichkeiten von Telemedizin in der Hals-, Nasen- und Ohrenheilkunde bei der Bekämpfung von SARS-COV-2: narratives Review. HNO. 2020 Apr 16;68(6):433-9. Doi 10.1007/s00106-020-00864-7.

142. Beule AG. Telemedizinische methoden in der hals-nasen-ohrenheilkunde. laryngorhinootologie. 2019;98(S 01):S129-72. Doi 10.1055/a-0785-0252.

143. Akhtar M, Van Heukelom PG, Ahmed A, Tranter RD, White E, Shekem N, et al. Telemedicine physical examination utilizing a consumer device demonstrates poor concordance with in-person physical examination in emergency department patients with sore throat: a prospective blinded study. Telemed J E Health. 2018 Oct;24(10):790-6. Doi 10.1089/tmj.2017.0240.

144. World Health Organization. hearWHO [Internet]. Geneva: WHO; c2020 [citado em 26 Out 2020]. Disponível em: https://www.who.int/health-topics/hearing-loss/hearwho.

145. Roxo-Gonçalves M, Martins MAT, Martins MD, Schmitz CAA, Moro RGD, D'Avila OP, et al. Perceived usability of a store and forward telehealth platform for diagnosis and management of oral mucosal lesions: a cross-sectional study. PLoS One. 2020 June 5;15(6):e0233572. Doi 10.1371/journal.pone.0233572.

146. Carrard VC, Gonçalves MR, Strey JR, Pilz C, Gonçalves MR, Martins MAT, et al. Estomatonet: telediagnosis in oral medicine improving the access of primary care patients to specialized treatment. In: Brazilian Congresso of Oral Medicine and Oral Patology, 42th, 2016. Oral Surg Oral Med Oral Pathol Oral Radiol. 2017;124(2):e53. Doi 10.1111/odi.12851.

147. Himmelreich JCL, Karregat EPM, Lucassen WAM, Van Weert HCPM, Groot JR, Handoko ML, et al. Diagnostic accuracy of a smartphone-operated, single-lead electrocardiography device for detection of rhythm and conduction abnormalities in Primary Care. Ann Fam Med. 2019;17(5):403-411. Doi 10.1370/afm.2438.

148. Kwon S, Lee D, Kim J, Lee Y, Kang S, Seo S, et al. Sinabro: a smartphone-integrated opportunistic electrocardiogram monitoring system. Sensors 2016;16(3, 361). Doi 10.3390/s16030361.

149. Vaish P, Bharath R, Rajalakshmi P. Smartphone based automatic organ validation in ultrasound video. In: Annual International Conference of the IEEE Engineering in Medicine and Biology Society, 39th, 2017. Annu Int Conf IEEE Eng Med Biol Soc. 2017 July;4289-92. Doi 10.1109/EMBC.2017.8037804.

150. Zhou P, Yang L, Huang, Y-X. A smart phone based handheld wireless spirometer with functions and precision comparable to laboratory spirometers. Sensors 2019;19(11):2487. Doi 10.3390/s19112487.

151. Seren E, Ilhanli I, Muluk NB, Cingi C, Hanci D. Telephonic analysis of the snoring sound spectrum. Ann Otol Rhinol Laryngol. 2014 Nov;123(11):758-64. Doi 10.1177/0003489414538401.

152. The Lancet Gastroenterology Hepatology. The potential of telemedicine in digestive diseases. Lancet Gastroenterol Hepatol. 2019 Mar;4(3):185. Doi 10.1016/S2468-1253(18)30359-5.

153. Helsel BC, Williams JE, Lawson K, Liang J, Markowitz J. Telemedicine and mobile health technology are effective in the management of digestive diseases: a systematic review. Digest Dis Sci. 2018 Apr;63:1392–1408. Doi 10.1007/s10620-018-5054-z.

154. Gettman M, Rhee E, Spitz A. Telemedicine in urology [Internet]. American Urological Association; 2016 [citado em 26 Out 2020]. Disponível em: https://www.auanet.org/guidelines/telemedicine-in-urology.

155. Grimes CL, Balk EM, Crisp CC, Antosh DD, Murphy M, Halder GE, et al. A guide for urogynecologic patient care utilizing telemedicine during the COVID-19 pandemic: review of existing evidence. Int Urogynecol J. 2020 Apr 27;31(6):1063-89. Doi 10.1007/s00192-020-04314-4.

156. Bashshur RL, Shannon GW, Tejasvi T, Kvedar JC, Gates M. The empirical foundations of teledermatology: a review of the research evidence. Telemed J E Health. 2015 Dec;21(12):953-79. Doi 10.1089/tmj.2015.0146.

157. Whited JD. Teledermatology. Med Clin North Am. 2015 Nov;99(6):1365-79. Doi 10.1016/j.mcna.2015.07.005.

158. Piccolo D, Smolle J, Wolf IH, Peris K, Hofmann-Wellenhof R, Dell'Eva G, et al. Face-to-face diagnosis vs telediagnosis of pigmented skin tumors: a teledermoscopic study. Arch Dermatol. 1999 Dec;135(12):1467-71. Doi 10.1001/archderm.135.12.1467.

159. Arzberger E, Curiel-Lewandrowski C, Blum A, Chubisov D, Oakley A, Rademaker M, et al. Teledermoscopy in high-risk melanoma patients: a comparative study of face-to-face and teledermatology visits. Acta Derm Venereol. 2016 Aug 23;96(6):779-83. Doi 10.2340/00015555-2344.

160. Van der Heijden JP, de Keizer NF, Bos JD, Spuls PI, Witkamp L. Teledermatology applied following patient selection by general practitioners in daily practice improves efficiency and quality of care at lower cost. Br J Dermatol. 2011 Nov;165(5):1058-65. Doi 10.1111/j.1365-2133.2011.10509.x.

161. Gyllencreutz JD, Paoli J, Bjellerup M, Bucharbajeva Z, Gonzalez H, Nielsen K, et al. Diagnostic agreement and interobserver concordance with teledermoscopy referrals. J Eur Acad Dermatol Venereol. 2017 May;31(5):898-903. Doi 10.1111/jdv.14147.

162. Ferrándiz L, Ruiz-de-Casas A, Martin-Gutierrez FJ, Peral-Rubio F, Mendez-Abad C, Rios-Martin JJ, et al. Effect of teledermatology on the prognosis of patients with cutaneous melanoma. Arch Dermatol. 2012 Sep;148(9):1025-8. Doi 10.1001/archdermatol.2012.778.

163. Massone C, Hofmann-Wellenhof R, Ahlgrimm-Siess V, Gabler G, Ebner C, Soyer HP. Melanoma screening with cellular phones. PLoS One. 2007;2(5):e483. Doi 10.1371/journal.pone.0000483.

164. Warshaw EM, Lederle FA, Grill JP, Gravely AA, Bangerter AK, Fortier LA, et al. Accuracy of teledermatology for pigmented neoplasms. J Am Acad Dermatol. 2009 Nov;61(5):753-65. Doi 10.1016/j.jaad.2009.04.032.

165. Tanaka MJ, Oh LS, Martin SD, Berkson EM. Telemedicine in the era of COVID-19: the virtual orthopaedic examination. J Bone Joint Surg Am. 2020 June 17;102(12):e57. Doi 10.2106/JBJS.20.00609.

166. Joshua Piche J, Butt BB, Ahmady A, Patel R, Aleem I. Physical examination of the spine using telemedicine: a systematic review. Global Spine J. 2020 Sep. Doi 10.1177/2192568220960423.

167. Adcock AK, Kosiorek H, Parich P, Chauncey A, Wu Q, Demaerschalk BM. Reliability of robotic telemedicine for assessing critically ill patients with the full outline of unresponsiveness score and Glasgow coma scale. Telemed J E Health. 2017 July;23(7):555-60. Doi 10.1089/tmj.2016.0225.

168. Craig JJ, McConville JP, Patterson VH, Wootton R. Neurological examination is possible using telemedicine. J Telemed Telecare. 1999;5(3):177-81. Doi 10.1258/1357633991933594.

169. Setor Saúde. Empregabilidade e aperfeiçoamento. Ministério da Saúde cria teleconsulta psicológica em parceria com o Hospital de Clínicas de Porto Alegre [Internet]. Porto Alegre: Setor Saúde; 23 Maio 2020 [citado em 16 Nov 2020]. Disponível em: https://setorsaude.com.br/ministerio-da--saude-cria-teleconsulta-psicologica-em--parceria-com-o-hospital-de-clinicas-de-porto-alegre/.

170. Hospital de Clínicas de Porto Alegre. Teleconsulta dá suporte psicológico a profissionais da saúde. Porto Alegre: HCPA; 29 Maio 2020 [citado em 16 Nov 2020]. Disponível em: https://www.hcpa.edu.br/1652-teleconsulta-da-suporte-psicologico-a-profissionais-da-saude.

171. Harzheim E, Gonçalves MR, Umpierre RN, Siqueira ACS, Katz N, Agostinho MR, et al. Telehealth in Rio Grande do Sul, Brazil: bridging the gaps. Telemed J E Health. 2016 Nov;22(11):938-44. Doi 10.1089/tmj.2015.0210.

172. Andreassen HK, Warth LL. The impact of telementoring. Stud Health Technol Inform. 2018;255:127-31. PMID: 29857454.

173. Ball S, Wilson B, Ober S, Mchaourab A. SCAN-ECHO for pain management: implementing a regional telementoring training for primary care providers. Pain Med. 2018 Feb 1;19(2):262-8. Doi 10.1093/pm/pnx122.

174. Lamba P. Teleconferencing in medical education: a useful tool. Australas Med J. 2011 Aug 31;4(8):442-7. Doi 10.4066/AMJ.2011.823.

175. Stotts MJ, Grischkan JA, Khungar V. Improving cirrhosis care: the potential for telemedicine and mobile health technologies. World J Gastroenterol. 2019 Aug 7;25(29):3849-56. Doi 10.3748/wjg.v25.i29.3849.

176. Raza T, Joshi M, Schapira RM, Agha Z. Pulmonary telemedicine: a model to access the subspecialist services in underserved rural areas. Int J Med Inform. 2009 Jan;78(1):53-9. Doi 10.1016/j.ijmedinf.2008.07.010.

177. Brasil. Lei nº 5.991, de 17 de dezembro de 1973 [Internet]. Dispõe sobre o Controle Sanitário do Comércio de Drogas, Medicamentos, Insumos Farmacêuticos e Correlatos, e dá outras Providências. Diário Oficial da União: ano 111, seção 1, Brasília, DF, p. 13049, 17 Dez 1973 [citado em 16 Nov 2020]. Disponível em: http://www.planalto.gov.br/ccivil_03/leis/l5991.htm.

178. Conselho Regional de Farmácia do RS (Rio Grande do Sul). Orientação técnica. Quais as necessidades de uma plataforma eletrônica para geração de receita digital e dispensação segura do medicamento? [Internet]. Porto Alegre: CRFRS; 24 Abr 2020 [citado em 16 Nov 2020]. Disponível em: https://www.crfrs.org.br/noticias/quais-as-necessidades-de-uma-plataforma-eletronica-para-geracao-de-receita-digital-e-dispensacao-segura-do-medicamento.

179. Kaushal R, Kern LM, Barrón Y, Quaresimo J, Abramson EL. Electronic prescribing improves medication safety in community-based office practices. J Gen Intern Med. 2010 June;25(6):530-6. Doi 10.1007/s11606-009-1238-8.

180. Santos HDP, Ulbrich AHDPS, Woloszyn V, Vieira R. DDC-Outlier: preventing medication errors using unsupervised learning. IEEE J Biomed Health Inform. 2019 Mar;23(2):874-81. Doi 10.1109/JBHI.2018.2828028.

181. Santos HDP, Silva AP, Maciel MCO, Burin HMV, Urbanetto JS, Vieira R. Fall detection in EHR using word embeddings and deep learning. In: Proceedings of 19th IEEE International Conference on Bioinformatics and Bioengineering (BIBE); 2019; Athens, Greece. Athens: IEEE; 2019. p. 265-8.

182. Brasil. Medida Provisória nº 2.200-2, de 24 de agosto de 2001 [Internet]. Institui a Infra-Estrutura de Chaves Públicas Brasileira – ICP-Brasil, transforma o Instituto Nacional de Tecnologia da Informação em autarquia, e dá outras providências. Diário Oficial da União: ano 139, seção 1, Brasília, DF, p. 65, 27 Ago 2001 [citado em 16 Nov 2020]. Disponível em: http://www.planalto.gov.br/ccivil_03/MPV/Antigas_2001/2200-2.htm.

183. Conselho Federal de Medicina (Brasil). Resolução CFM nº 2.233/2019 [Internet]. Normatiza a Cédula de Identidade Médica (CIM) dos profissionais inscritos nos Conselhos Regionais de Medicina, nas suas versões em cartão (CRM DIGITAL) e para dispositivos móveis (E-CRM), e dá outras providências. Brasília, DF; 21 Ago 2019 [citado em 16 Nov 2020]. Disponível: https://sistemas.cfm.org.br/normas/visualizar/resolucoes/BR/2019/2233.

184. Conselho Federal de Farmácia (Brasil). Ofício nº 7/2020/SEI/GPCON/GGMON/DIRES/ANVISA [Internet]. Processo nº 25351.944397/2019-11. Assunto: informa sobre a possiblidade de utilização de assinatura digital em receituários de medicamentos sujeitos a controle especial. Brasília, DF; 20 Fev 2020 [citado em 16 Nov 2020]. Disponível em: https://www.cff.org.br/userfiles/Oficio%20-%20Anvisa.pdf.

185. Secretaria de Estado da Saúde (Goiás, Brasil). Superintendência de Vigilância em Saúde. Gerência de Vigilância Sanitária de Produtos e Serviços de Saúde. Perguntas e respostas: Resolução RDC nº 357/2020 e assinatura digital de receitas de controle[Internet]. Brasília, DF; 25 Mar 2020 [atualizado em 27 Mar 2020, citado em 16 Nov 2020]. Disponível em: https://www.saude.go.gov.br/files/vigilancia/sanitaria/PerguntaseRespostasRDC357receitasatualizada27_03.pdf.

186. Secretaria da Saúde (Rio Grande do Sul). Portaria SES nº 353/2020 [Internet]. Dispõe sobre a utilização de receituários e formulários de solicitação de medicamentos e terapias nutricionais emitidos por meio digital no âmbito da Secretaria de Estado da Saúde durante o período de estado de calamidade pública no Estado do Rio Grande do Sul para fins de prevenção e de enfrentamento à epidemia causada pelo COVID-19.PROA no 20/2000-0041801-5. Porto Alegre; 27 Maio 2020 [citado em 16 Nov 2020]. Disponível em: https://saude.rs.gov.br/upload/arquivos/202005/28132458-portaria-ses-n-353-2020.pdf.

187. Brasil. Lei nº 14.063, de 23 de setembro de 2020 [Internet]. Dispõe sobre o uso de assinaturas eletrônicas em interações com entes públicos, em atos de pessoas jurídicas e em questões de saúde e sobre as licenças de softwares desenvolvidos por entes públicos; e altera a Lei nº 9.096, de 19 de setembro de 1995, a Lei nº 5.991, de 17 de dezembro de 1973, e a Medida Provisória nº 2.200-2, de 24 de agosto de 2001. Diário Oficial da União: ano 158, seção 1, Brasília, DF, n. 184, p. 4, 24 Set 2020 [citado em 16 Nov 2020]. Disponível em:http://www.planalto.gov.br/ccivil_03/_ato2019-2022/2020/Lei/L14063.htm.

ÍNDICE

As letras *f* e *q* indicam, respectivamente, figuras e quadros.

A

Acessibilidade, 37-39
Acesso, 42, 43, 45
   avançado, 45
   organização do, 42, 43f
Agenda híbrida, 45-48, 49q
   avançada (AHA), 47-48
   padrão (AHP), 47
   simplificada (AHS), 46-47
Agendamento, modelos de, 44-45
   acesso avançado, 45
   sistema com vagas, 45
   tradicional, 44-45
Ambiente virtual, 12, 34, 42, 44
   espaço, 32-33
   inadequação do, 12
   sala de espera, 42, 44
Assinatura, tipos de, 82-87, 88q
   digitalizada, 82
   eletrônica, 83-87
      avançada, 84-86
      qualificada, 86-87
      simples, 83-84
   física ou analógica, 82-83

Atenção primária à saúde (APS), 1
Atendimento, 5, 9-14
   presencial, necessidade de, 5 *ver também* Conversão para a consulta presencial
   satisfatório, 5
Avaliação, 53-75
   clínica mediada por TICs, 53-57
      armadilhas comuns, 56-57, 58-59q
      habilidades de comunicação, 55-56
      técnicas de questionamento, 56
   por sistemas, 57, 59-60
      cardiovascular, 67
      gastrintestinal, 69
      geniturinário, 70
      geral, 61
      linfo-hematológico, 75
      mental, 75
      musculoesquelético, 72
      neurológico, 74
      olhos, 61-62
      ouvidos, nariz, boca e garganta, 62-63
      pele e anexos, 71-72
      respiratório, 68

B

Boca, avaliação, 62-63

C

Casos clínicos, 64-70, 73
Clínica híbrida, gestão da, 41-51
    agenda híbrida, 45-48, 49q
        avançada (AHA), 47-48
        padrão (AHP), 47
        simplificada (AHS), 46-47
    apropriação tecnológica, 48, 50-51
    modelos de agendamento, 44-45
        acesso avançado, 45
        sistema com vagas, 45
        tradicional, 44-45
    novo modelo de assistência, 41-42
    organização do acesso, 42, 43f
    sala de espera virtual, 42, 44
Comunicação, habilidades de, 55-56
Consulta médica telefônica, 1
Contato visual, 35-36
Contexto legal, 87, 89-90
Conversão para a consulta presencial, 9-14
    desconforto com o método, 13
    dificuldades técnicas e/ou
        de comunicação, 13-14
    inadequação do ambiente virtual, 12
    não consentimento, 12-13
    problemas de identificação, 12
    situações de emergência/urgência, 11
        paciente instável, 11
        paciente responsivo, 11
Coronavírus, novo, 6
Covid-19, 2, 16-24, 29, 41, 89

D

Dados, 24-30
    higiene de, 26-30
        desburocratização, 26-27
        preservação da privacidade, 29-30
        registro no prontuário, 28
        restrição da quantidade e
            permanência, 28
        uso dos recursos de segurança
            disponíveis, 27-28
        verificação de identidades, 28-29
    responsabilidade profissional
        sobre, 24-30
    segurança, 25-26
Definições, 6-7
    abrangência, 6-7
    terminologia, 6-7
Desburocratização, 26-27
    desconforto com o método, 13
    dificuldades técnicas e/ou de
        comunicação, 13-14

E

Emergência/urgência, 11
    paciente instável, 11
    paciente responsivo, 11
Equimose pós-trauma, 73f
Espaço, 30-31, 32-33
    físico, 30-31
    virtual, 32-33
Espera, sala virtual, 42, 44
Estética, 30-33
    ângulo e campo de visão, 31-32
    espaço físico, 30-31
    espaço virtual, 32-33
    fundo, 31
    luz, 31
Ética, 15-30
    aspectos regulatórios e
        normativos, 16-24
        covid-19, 17-21
        pós-covid-19, 21-24
        pré-covid-19, 16-17
    responsabilidade sobre
        dados, 24-30
        higiene de dados, 26-30
            desburocratização, 26-27
            preservação da privacidade,
                29-30
            registro no prontuário, 28

restrição da quantidade
e permanência, 28
uso dos recursos de
segurança disponíveis,
27-28
verificação de identidades,
28-29
segurança, 25-26
Etiqueta, 33-39
acessibilidade, 37-39
contato visual, 35-36
oratória, 36-37
redação, 35
Exame físico, 75-80
apoiado, 75-76
remoto, possibilidades, 76-80

F

Físico, 30-31, 75-80
espaço, 30-31
exame, 75-80
Fundo (do ambiente da consulta), 31

G

Garganta, avaliação, 62-63
Gestão da clínica híbrida,
ver Clínica híbrida, gestão da

H

Habilidades de comunicação, 55-56
Higiene de dados, 26-30

I

Identificação do paciente, 12, 28-29
problemas, 12
verificação de, 28-29
Inadequação do ambiente virtual, 12

L

Lesão estomatológica, 65f
Luz, 31

M

Modalidades, 7-8
assíncrona, 7
combinação de mídias, 8
por áudio, 8
por imagem, 8
por texto, 8
por vídeo e áudio, 8
síncrona, 7
via comunicação direta, 7
via comunicação por *proxy*, 7-8

N

Não consentimento do paciente, 12-13
Nariz, avaliação, 62-63
Necessidade de atendimento
presencial, determinação da, 5

O

Objetivos principais da consulta
remota, 5
Olhos, avaliação, 61-62
Oratória, 36-37
Oroscopia, 64f
Ouvidos, avaliação, 62-63

P

Paciente, 11, 12-13
instável, 11
não consentimento, 12-13
problemas de identificação, 12
responsivo, 11

Pandemia por SARS-CoV-2, 1, 6
  ver também Coronavírus, novo;
  Covid-19; SARS-CoV-2
Prática, 53-91
  avaliação clínica mediada por
    TICs, 53-57
  avaliação por sistemas,
    57, 59-60, 76-80q
  casos clínicos, 64-70, 73
  exame físico apoiado, 75-76
  exame físico remoto,
    possibilidades, 76-80
  prescrição e referenciamento, 80-82
Prescrição, 80-82
Preservação da privacidade, 29-30
Problemas de identificação do paciente, 12
Prontuário, registro no, 28

Q

Questionamento, técnicas de, 56

R

Redação, 35
Redes de atenção à saúde, apropriação
  tecnológica pelas, 48, 50-51
Referenciamento, 90-91
Registro no prontuário, 28

S

Sala de espera virtual, 42, 44
SARS-CoV-2, 1, 16, 20, 41, 62
Saúde mental, 75
Segurança de dados, 25-26, 27
  uso dos recursos disponíveis,
    27-28
Serviço de Atendimento Móvel de
  Urgência (SAMU), 10, 11, 91

Sistema(s), 45, 57, 59-60
  avaliação por ver Avaliação
    por sistemas, 57, 59-60, 76-80q
  com vagas, 45
Situações de emergência/urgência, 11
  paciente instável, 11
  paciente responsivo, 11

T

Técnicas de questionamento, 56
Tecnologia da informação e
  comunicação (TIC), 1
Telessaúde, 1-2
TICs, avaliação clínica mediada por
  ver Avaliação clínica mediada
    por TICs, 53-57
Tipos de assinatura, 82-87, 88q
  digitalizada, 82
  eletrônica, 83-87
    avançada, 84-86
    qualificada, 86-87
    simples, 83-84
  física ou analógica, 82-83

U

Úlcera no lábio superior, 66f
Urgência/emergência, situações de, 11
  paciente instável, 11
  paciente responsivo, 11

V

Vagas, sistema com, 45
Verificação de identidades, 28-29
Virtual, ambiente, 12, 34, 42, 44